ここまできた 重粒子線がん治療

## 重粒子線は、ピンポイントでがん細胞に立ち向かう

図1　放医研HIMACの全景

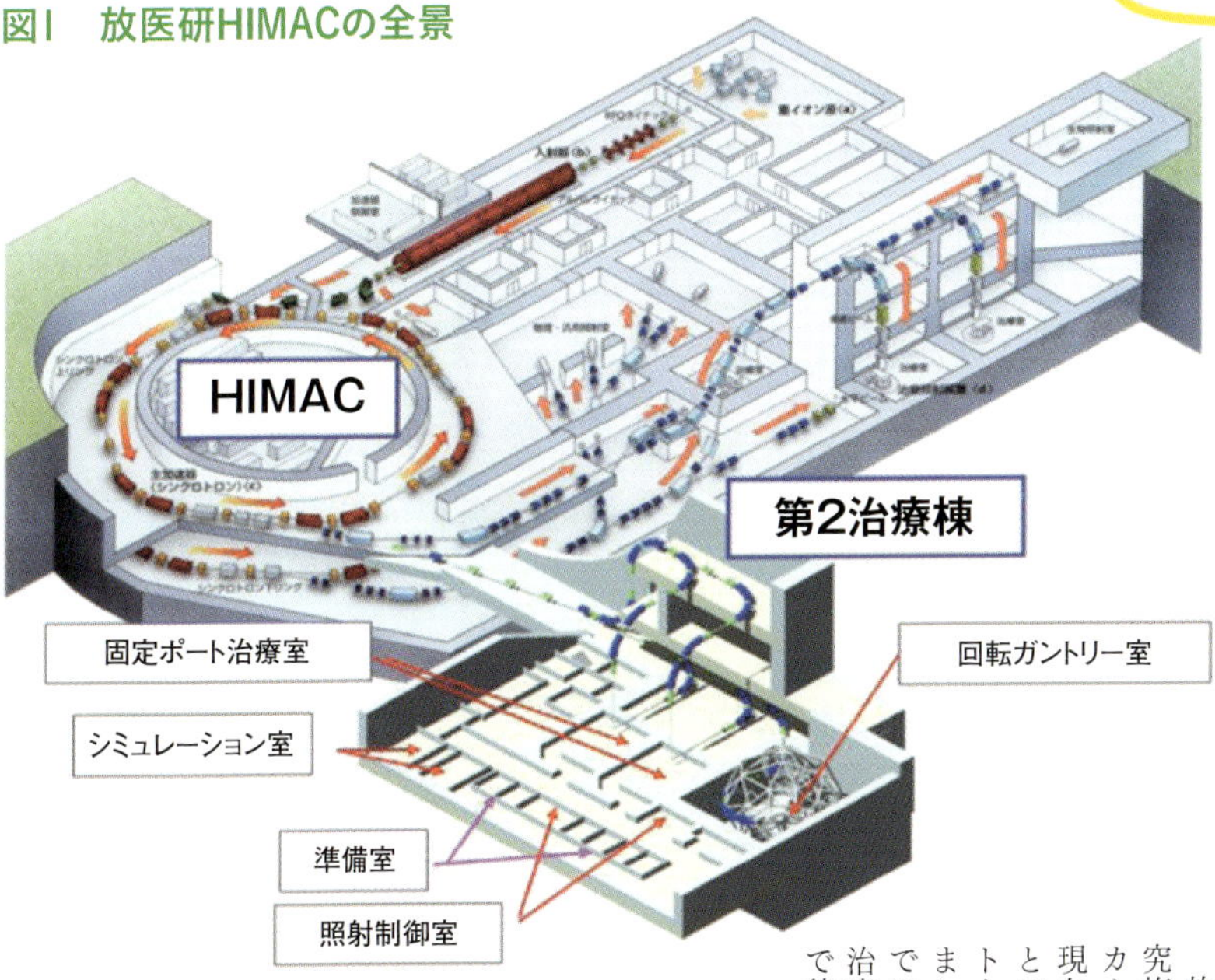


・医療用としては世界初の重粒子加速装置。
・本棟（3治療室）ではブロードビーム照射法、第2治療棟（3治療室）ではスキャニング照射法が行われている。

放射線医学総合研究所（放医研）の研究施設であるＨＩＭＡＣは、面積がサッカー場に匹敵するほどの広い施設です。現在、各機器を最新の技術で改良することで、面積は３分の１、製造・運転コストも大幅に引き下げることが可能になりました。この小型重粒子線治療装置はすでに、群馬大学、九州国際重粒子線がん治療センター、神奈川県立がんセンターで稼働中です。

## 図2
## 各種放射線と重粒子線の線量分布の比較

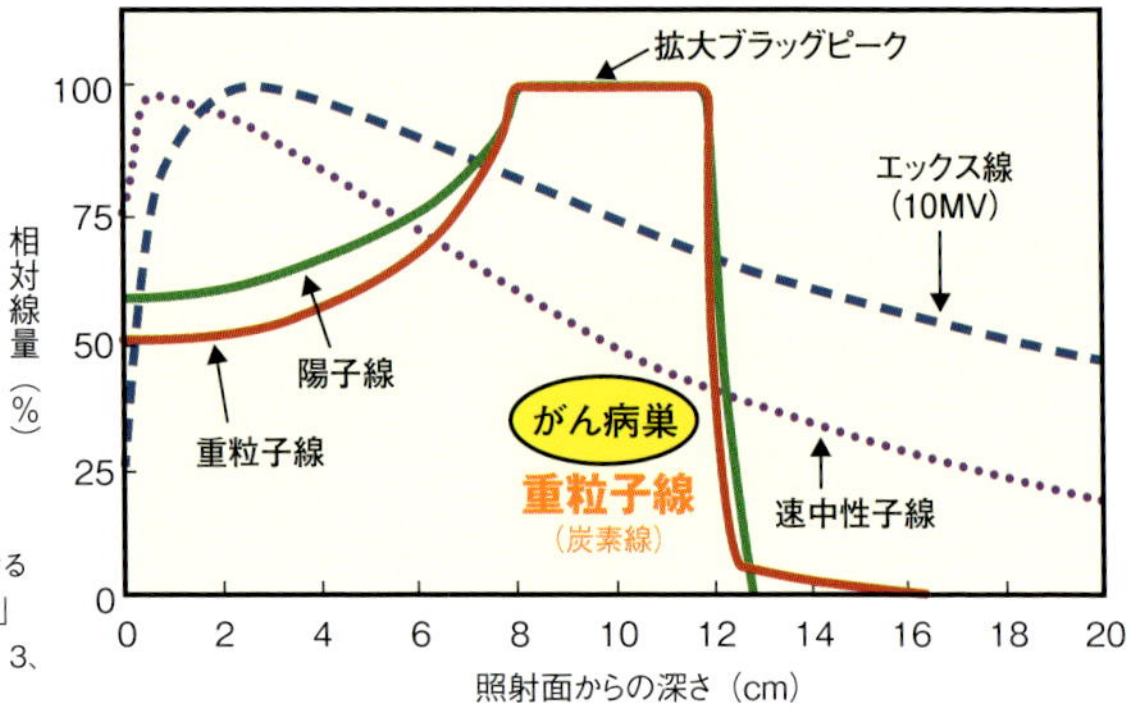


出所：辻井博彦：「がん治療における重粒子線治療の現状と将来」Vita、Vol.32、No.1/1・2・3、30-37（2015）

重粒子線、陽子線などの粒子線はそのエネルギーによって、人体内に入る深さ（飛程）が定まり、その終端近くでエネルギーを急速に放出して止まる性質を持っています。

この現象は、発見者に因んでブラッグ・ピークと呼ばれています。

一方、エックス線やガンマ線は人体に入った直後に最大限のエネルギーを放出し、その後徐々に減弱しながら突き抜ける性質を有していますので、どうしても道筋にある正常組織に大きなダメージを与えてしまうのです。

重粒子線治療は、がん病巣に最大のエネルギーを与えることが出来るため、副作用を少なくすることが可能で、かつ治療期間を大幅に短縮させることが出来るのです。

## 図3
## 重粒子線はピンポイント照射

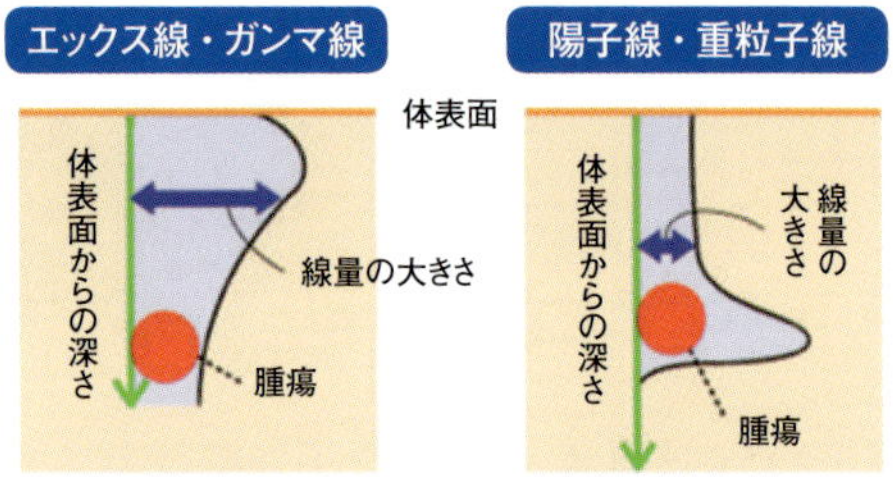


## 図4
## 重粒子線は線量集中線が高い

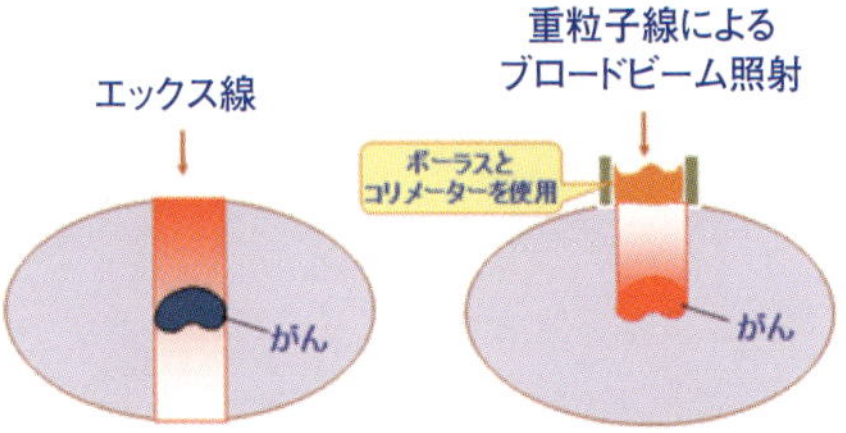


エックス線は入り口の線量が
最も大きく、
深くなるほど減弱する。

拡幅ビームで
がん病巣へ高線量を集中

## 図5　拡幅ビーム(ブロードビーム)照射法

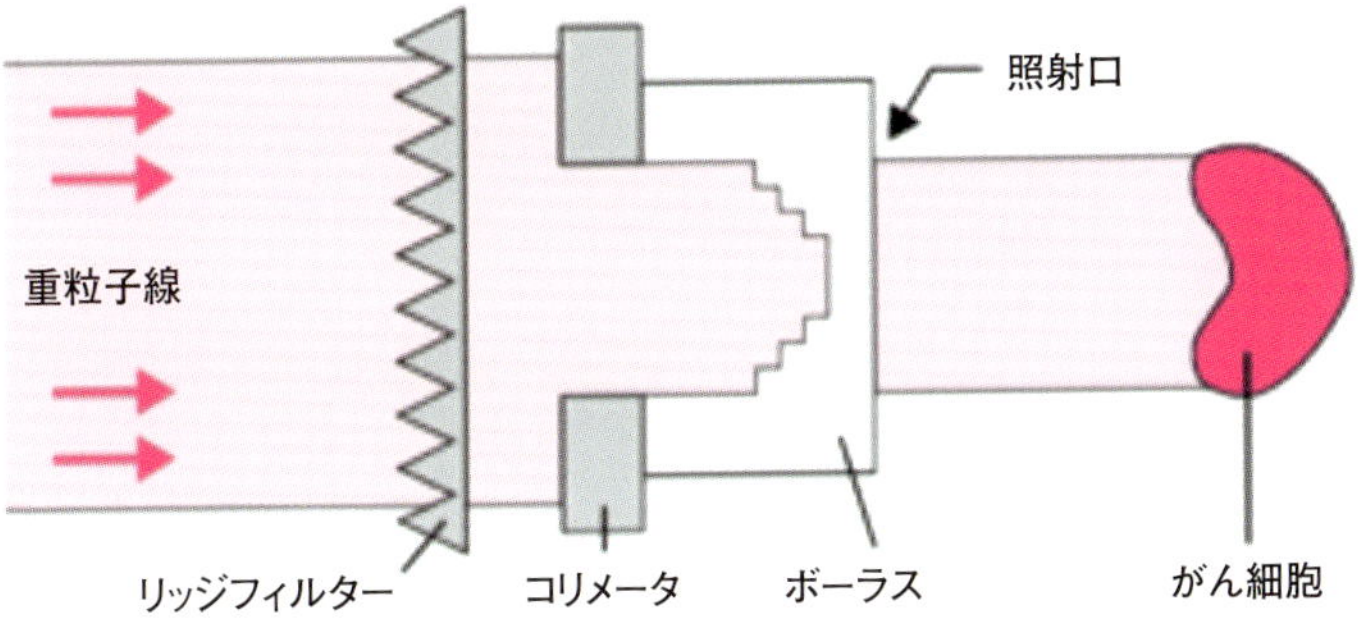


照射野形成装置内にセットされたリッジフィルターで重粒子線のピークの幅を調節、コリメータで照射範囲を絞り、ボーラスで到着する深さを調節して、病巣の形に合わせた照射を行います。

## 図6　3次元スキャニング照射法

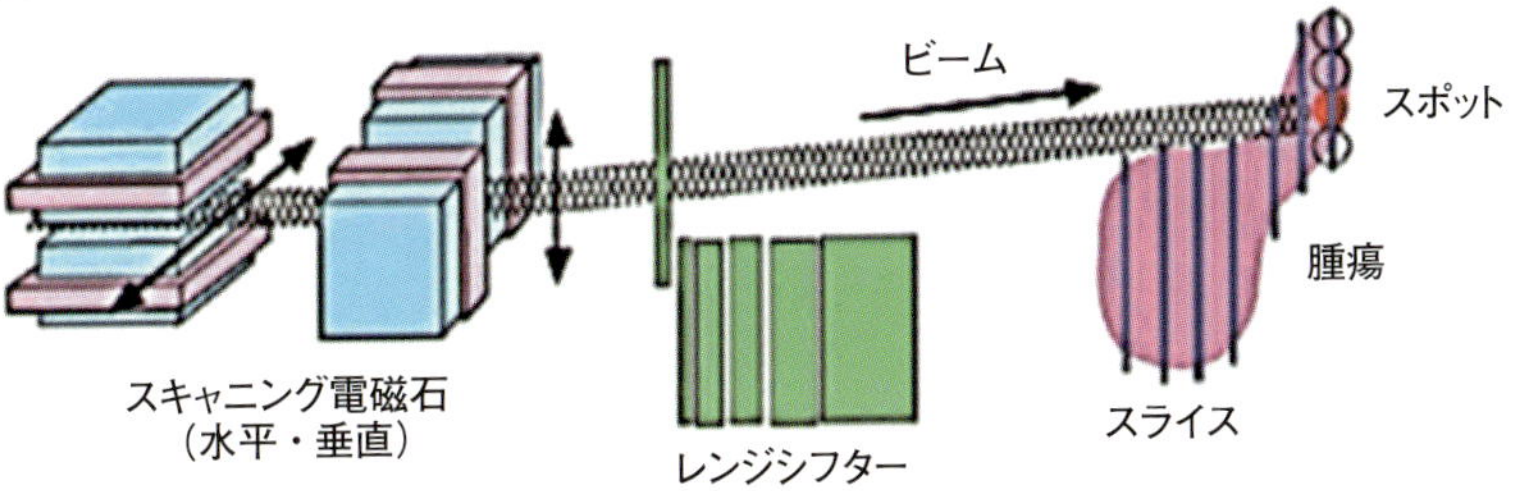


2011年から新たに採用したのが「スキャニング照射法」です。
細いビームを3次元方向に高速で動かし、病巣を隙間なく照射してがんをやっつけてしまいます。さらに、患者さんの呼吸に合わせて動く肺や肝臓などの病巣にも精度の高い照射が可能になる「呼吸同期3次元スキャニング法」を開発しました。

## 図7　患者固定具の作成

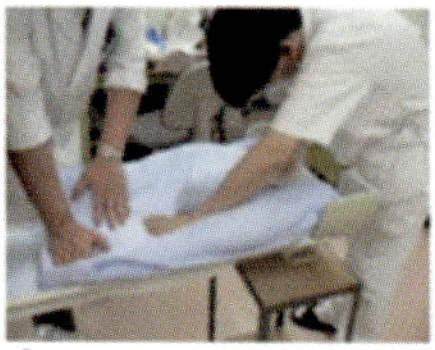

モールドケアでベッド作成（水を加えると固くなる）。

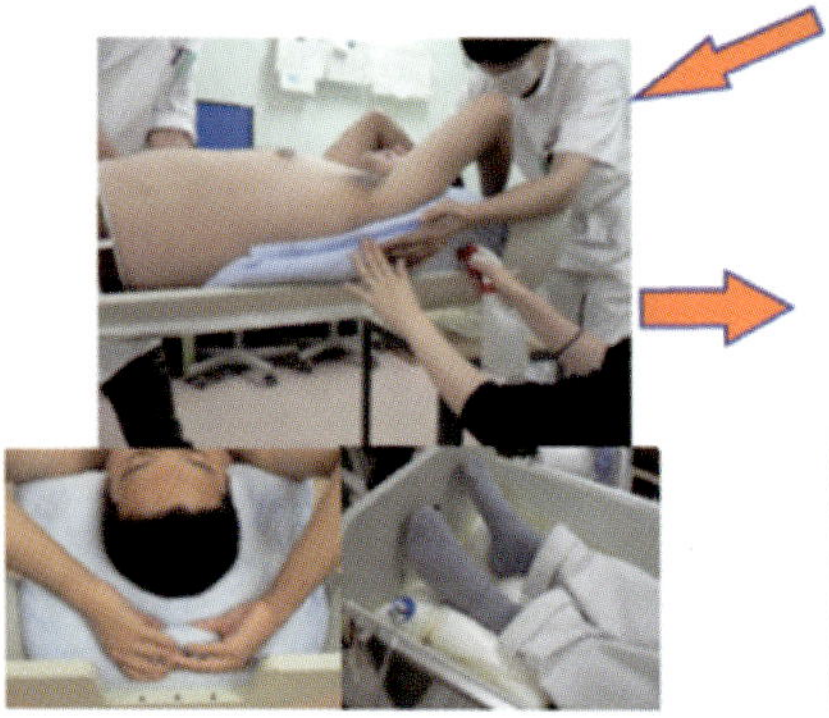

熱可塑性材料（プラスチック）で体を覆う

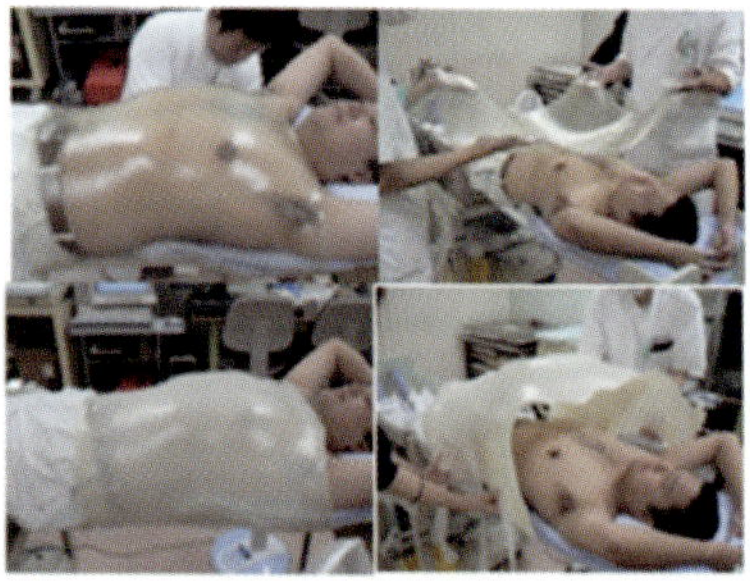

重粒子線治療では図のような手順で固定具を作ります。重粒子線を正確に照射するために、固定具は欠かせません。患者さんの体型はまちまちなので、個別に作る必要があるのです。作成の所要時間は20～60分くらいです。

## 図8　HIMAC本棟の治療室

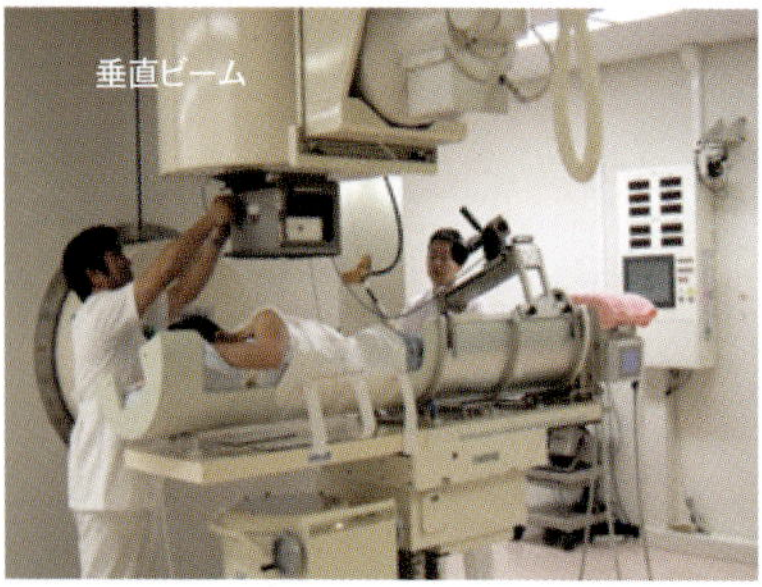


照射室には水平・垂直照射ポートがあり、ブロードビーム照射法が行われる。

## 図9　HIMAC第2治療棟の治療室

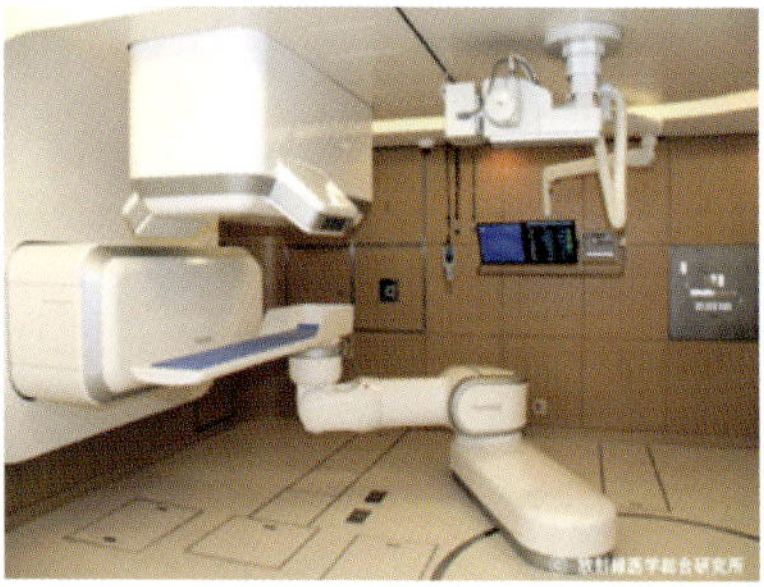

照射はすべてスキャニング照射法で、治療台はロボット駆動方式を採用。

## 図10　肺がんにおける線量分布の比較

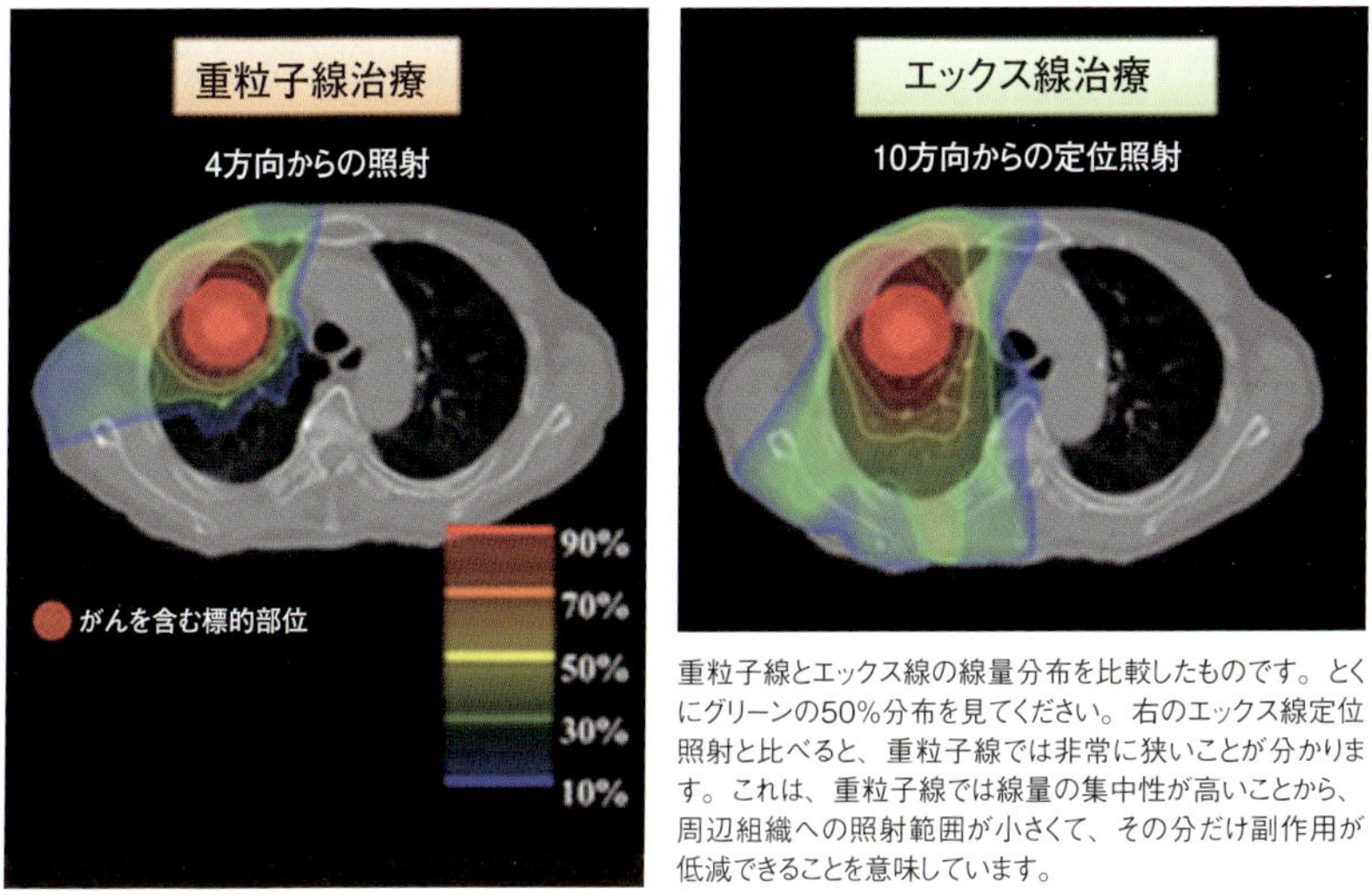


重粒子線とエックス線の線量分布を比較したものです。とくにグリーンの50%分布を見てください。右のエックス線定位照射と比べると、重粒子線では非常に狭いことが分かります。これは、重粒子線では線量の集中性が高いことから、周辺組織への照射範囲が小さくて、その分だけ副作用が低減できることを意味しています。

## 図11　頭蓋底腫瘍における線量分布の比較

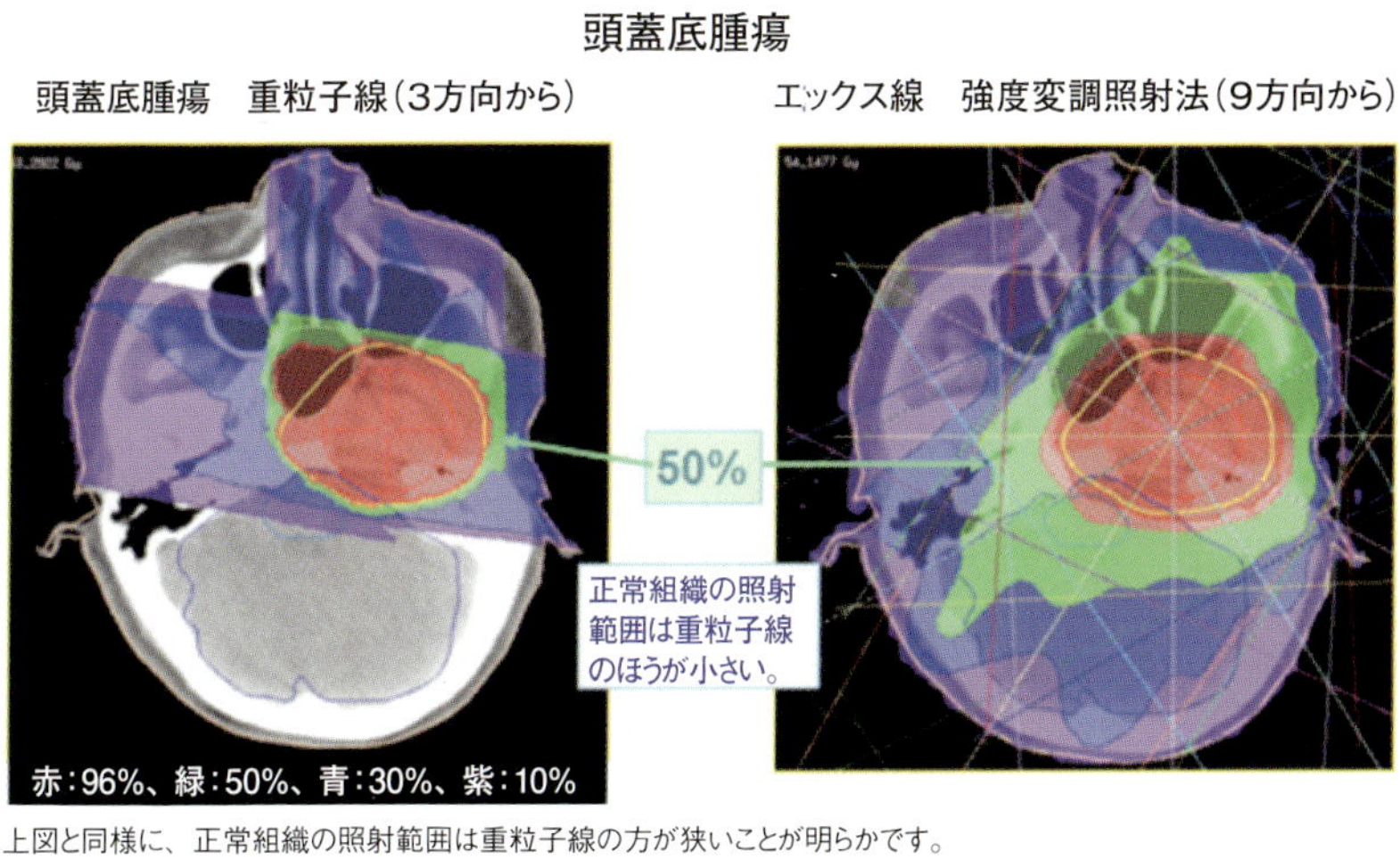


上図と同様に、正常組織の照射範囲は重粒子線の方が狭いことが明らかです。

加齢とともに罹患数が増える前立腺がんは、周囲に重要臓器（直腸、膀胱など）が隣接していますので、ピンポイントで攻撃できる重粒子線が適しています。

## 図12　前立腺がんの進み方

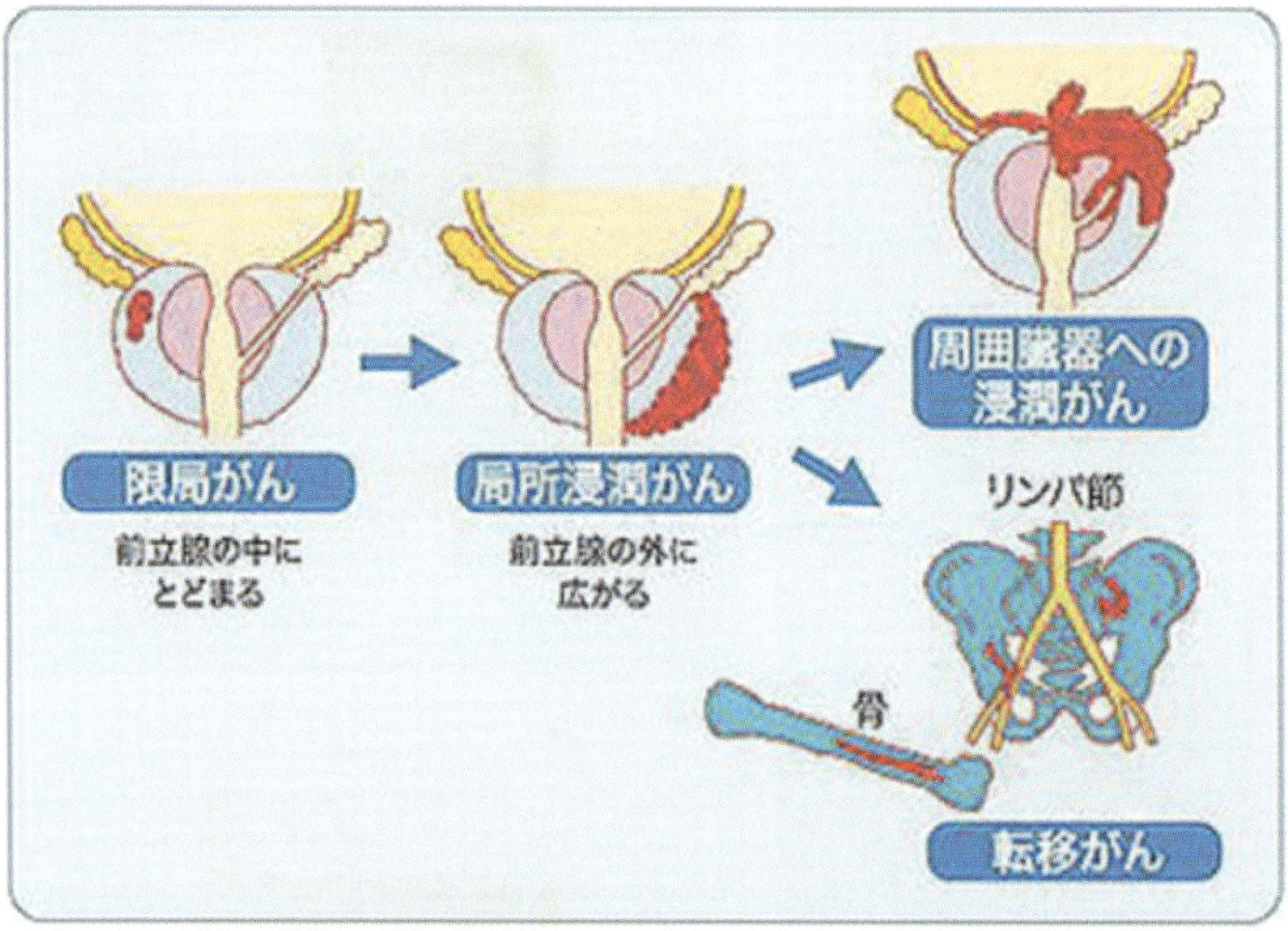


出所：特定非営利活動法人前立腺がん啓発推進実行委員会

## 図13　仙骨原発の脊索腫

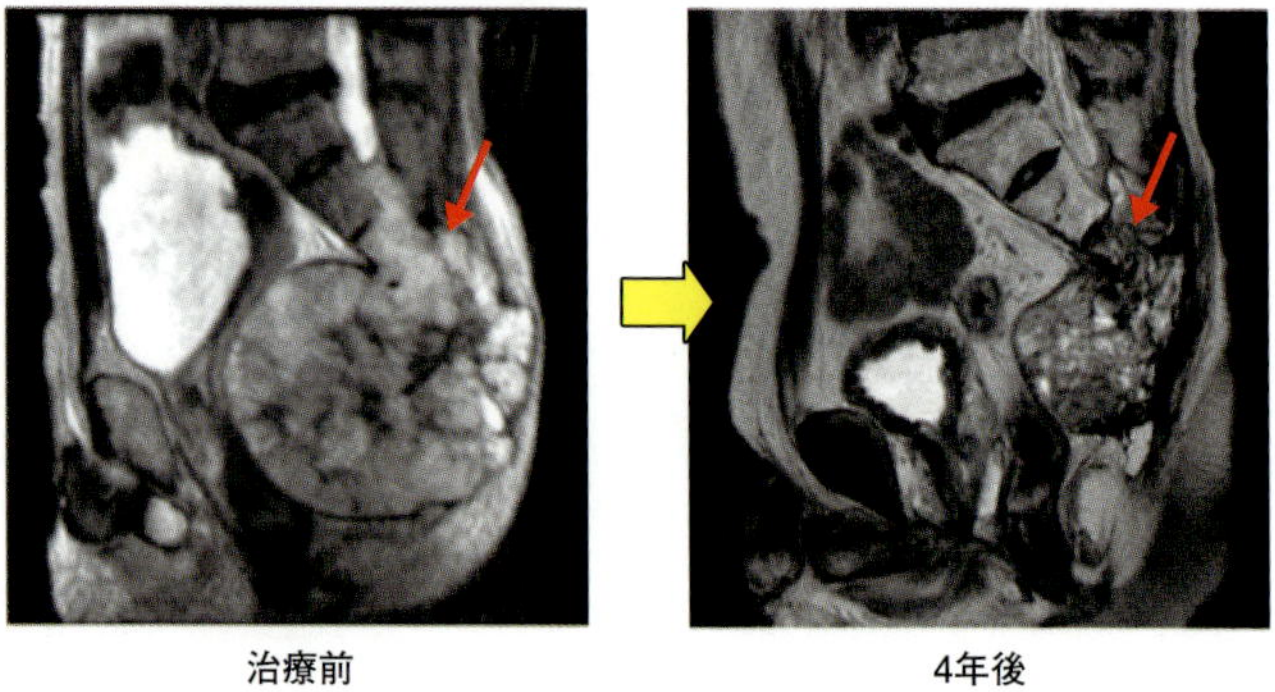


仙骨には歩行に関連する神経や排せつ機能をつかさどる神経があるために、手術切除すると、歩行困難や排尿障害などＱＯＬに影響を与えます。

重粒子線治療により、副作用を小さく抑えながら、確実にがんを押さえることが可能になりました。

重粒子線は、頭頸部がんのなかでも組織型が扁平上皮がん以外の腫瘍に有効です。この症例は右上顎洞から発生した悪性黒色腫ですが、重粒子線照射によりがんは消失しました。

## 図14　頭頸部がん

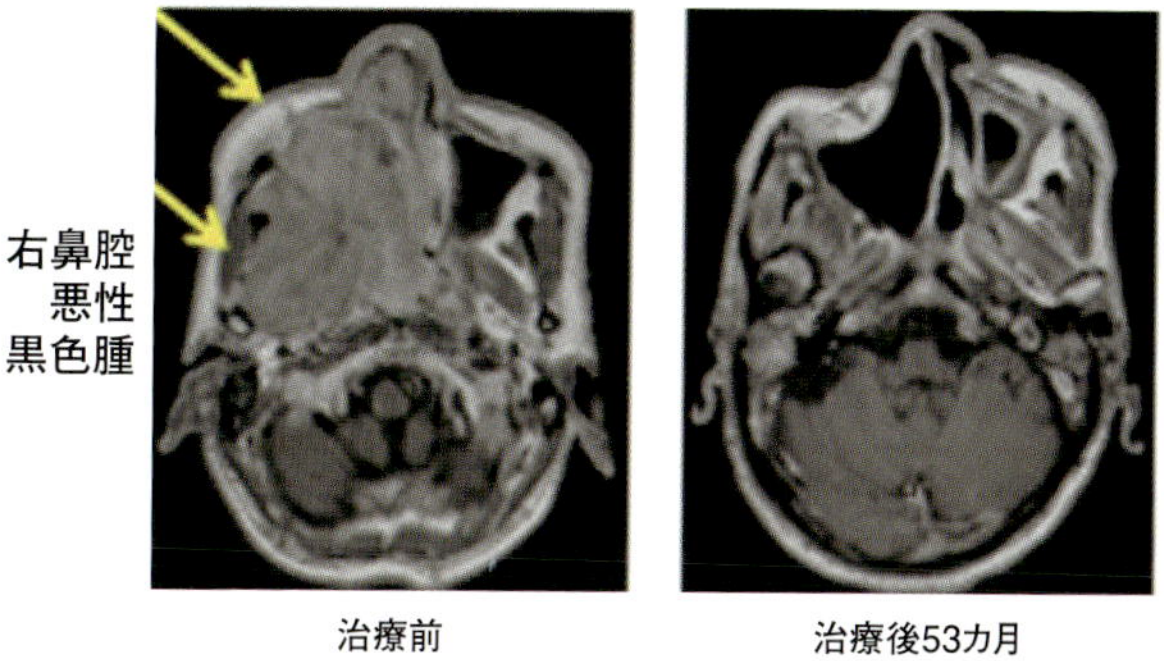


早期がん（非小細胞がん）に対して、重粒子線は一回の照射で済みます。この患者さんは、ⅠB期肺がんでしたが、50・0GyEの1回照射後3年経過するが、再発なく健在です。上段はPET－CT、下段はCTです。

## 図15　末梢肺に発生したⅠ期肺がん

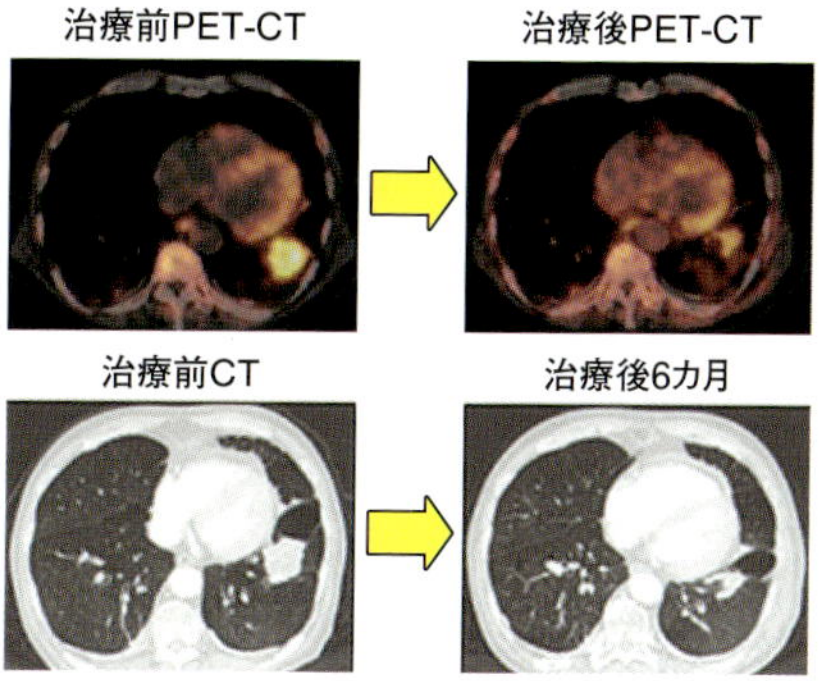


発見しにくい膵がんの内部は低酸素細胞の割合が多いために、エックス線に抵抗性を示しますが、重粒子線により効果が期待できます。60歳代の患者さんの治療前後の画像所見（上段がPET－CT、下段がCT）では、重粒子線により膵体部の腫瘍はほぼ消失しました。

## 図16　膵がん

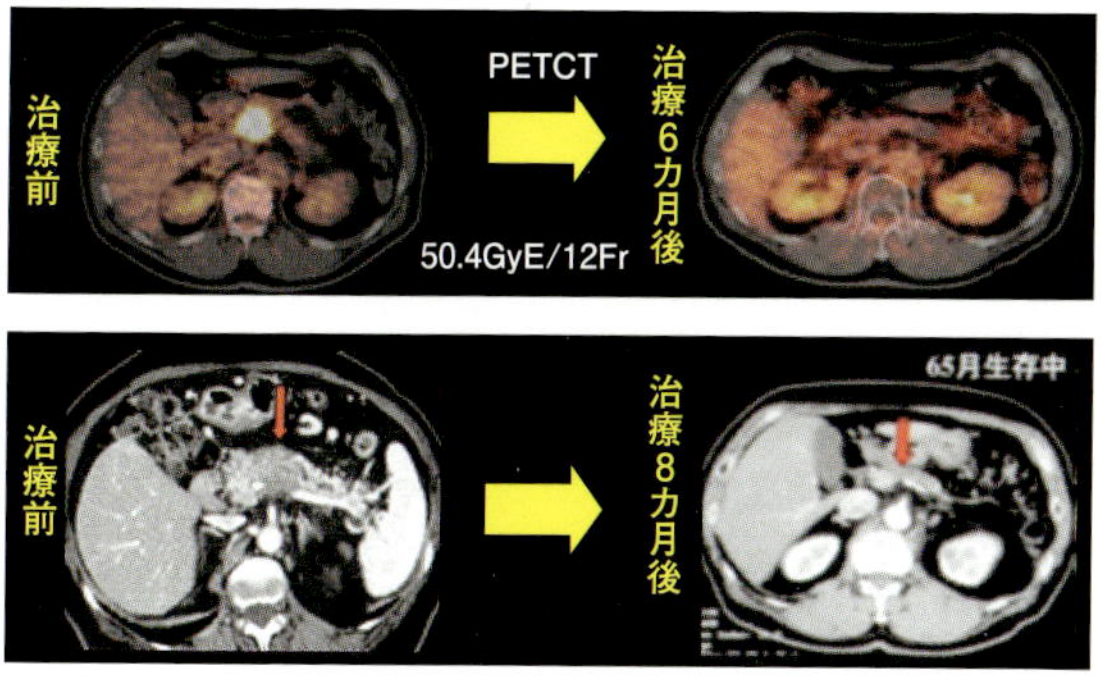

## 図17　肝細胞がん

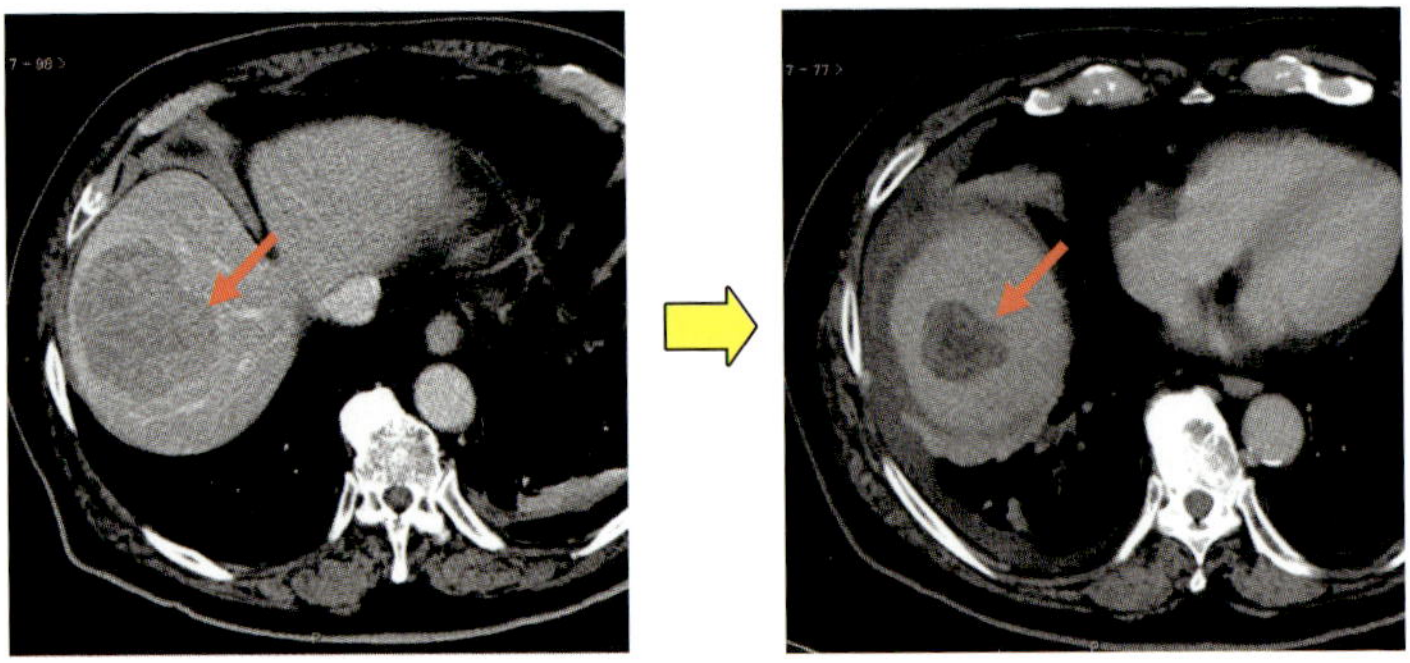

治療前　　1年後

この症例は、85mmの大きな腫瘍を有していました。このような大きな腫瘍でも、病巣が1カ所に留まっていれば、重粒子線で治療可能です。

## 図18　大腸がん

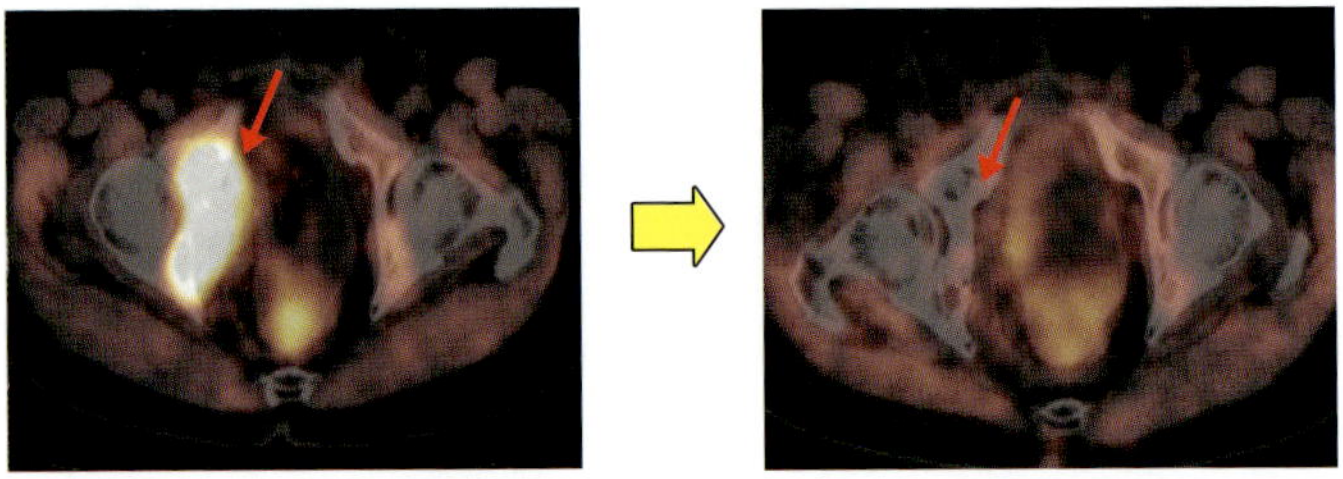

治療前のメチオニン PET-CT　　治療12カ月後

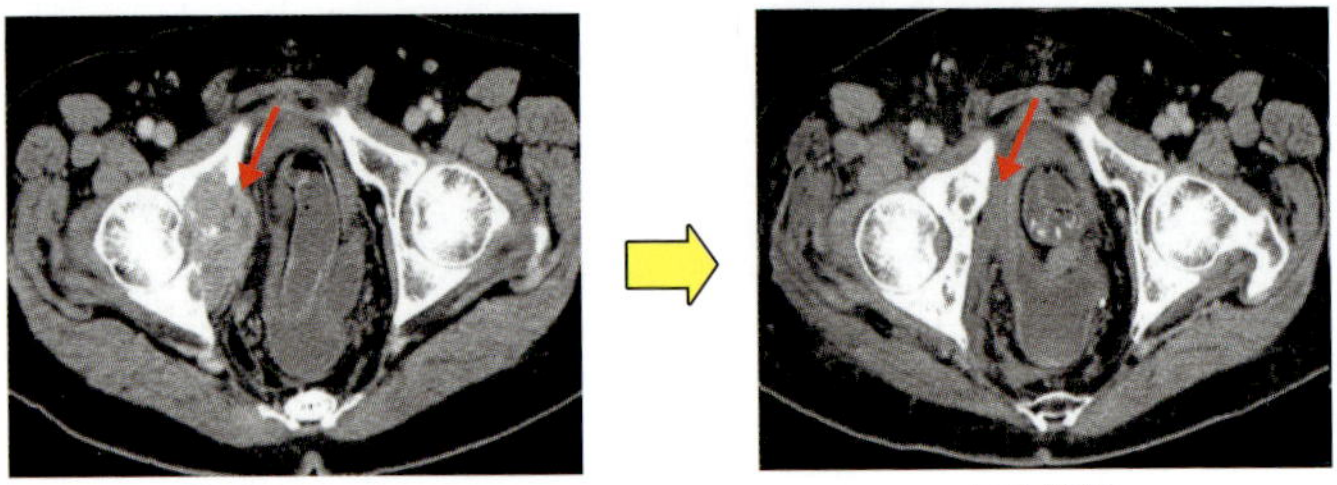

治療前のCT　　12カ月後

60歳代男性のがん病巣は右の骨盤の骨を溶かすように浸潤しています。上のメチオニンPET画像では極めて強い集積があるのが分かります。重粒子線治療後、骨に浸潤していた腫瘍が完全に消失しました。

# ここまできた
# 重粒子線がん治療

がん病巣をピンポイントで攻撃
しかも副作用が少ない最先端治療のいま

辻井博彦【監修・著】
*Hirohiko Tsujii*

鎌田正【著】
*Tadashi Kamada*

産学社

## 粒子線治療は、日進月歩で進歩している

がんの三大療法といえば、「手術」「放射線」「薬物（抗がん剤）」になります。それぞれ長所、短所はありますが、放射線療法については受ける患者さんの割合が欧米に比べると低いものとなっています。

その理由の多くは誤解または認識不足にもとづいたものであり、もっと多くの患者さんにご理解をいただくと同時に、私たち専門医も放射線療法について、多くのことをお知らせするよう努力をしなければならないようです。

何かについての知識が乏しいとき、「そこに偏見が生まれる」という格言があります。知らないと損をするのが、この世のならいです。特に死と向き合う宿命を負ったがん患者さんであれば、治療法について知る権利だけでなく、知る義務もあるのではないでしょうか。

この義務も果たした人が、結局はがんとの闘いに勝つのかもしれません。治療における副作用などの苦痛を最低限に抑え、治療後のＱＯＬ（生活の質）を最大限保つことも念頭に置いた治療を、がん患者さんは追い求めてほしいと思います。本書が、少しでも

その一助となってくれれば幸いです。

がんに対する放射線治療の原則は、放射線をできるだけ選択的にがん病巣に集中させ、同時に周辺正常組織への影響を低く抑えることです。

エックス線が発見されたのは1895年末のことで、その翌年には「ヒト」への治療応用（このときは単に痛み止め）が始まりました。それ以来、私たちの先達は線量集中性の改善を目ざして、加速器や照射技術の開発を精力的に行なってきましたが、その結果、20世紀後半から21世紀初頭にかけて定位照射法や強度変調照射法など、革命的ともいえる三次元放射線治療の開発を成しとげたのです。

一方、1950年代に開始された荷電粒子線治療は粒子線そのものが、がん治療に適した性質を持っていることから急速に注目を集め、世界で多くの支持を受けるとともに施設数も着実に増えています。

ひとくちに荷電粒子線といっても、種類はいろいろあります。何種類もの粒子線がこれまで臨床に供されてきましたが、現在の主流は陽子線と炭素線（重粒子線）になっています。

両者に共通する特徴は、体内で高線量域（ブラッグビーグ）を形成し、病巣への選択的照射を可能にしてくれることです。質量12の炭素核を加速した炭素線（重粒子線）は、エックス線より2〜3倍も高い生物効果（細胞致死作用）を持ち、さらにがん病巣内の酸素濃度や細胞周期による放射線感受性の違いに、あまり影響を受けないという性質を持っています。このような性質を持った粒子線を活用できる時代がきたのですから、がん患者さんにとっては大変な朗報です。

炭素のラテン語は、「木炭」だそうです。炭素は私たちの生活と密接に繋がっています。炭素繊維はほとんど炭素だけから出来ていますが、軽くて強度・弾性に優れているため、衣類はもとより自動車や飛行機の軽量化材料として、またスポーツ用品や建築材料として、さらに工業や医療分野など、さまざまな分野で用いられています。ダイアモンドも炭素のみで構成されている物質なのです。

このように、炭素は私たちの身のまわりにあるさまざまな製品の材料となっています。この炭素が、したたかながんの治療に用いられることに、私は何だか嬉しくなってしまいます。

## 粒子線治療を受けるがんの患者さん数も急増中

粒子線治療については本編で詳しく記しますが、ここでは触りだけお伝えしておきましょう。

荷電粒子線の中で陽子線治療の歴史は、1950年代に始まった近代光子線治療とほぼ時期を同じくしており、米国バークレー国立研究所（LBNL）で1954年に開始されました。つまり陽子線治療の先駆者は米国で、その後はスウェーデンとロシアが続き、さらに日本や欧州で盛んになり、現在に至っています。

それに対し重粒子線治療は、陽子線治療と同様にLBNLで臨床応用が始まりましたが、当時はネオンイオンが主流で、炭素線はわずか数例しか適応されませんでした。炭素線を本格的に用いるようになったのは、日本の放射線医学総合研究所で、それは1994年のことです。

一般に重粒子線は、広義にはヘリウム線や炭素線、ネオン線などの総称で、炭素核を加速したものが炭素線といいますが、わが国では炭素線のことを重粒子線と呼び習わしていますので、本書でも特に断らない限り、重粒子線とは炭素線のことを指すことにします。

２０１５年現在、日本を含めた世界で稼働中の粒子線治療施設は合計66あり、その内訳は陽子線56、重粒子線10（重粒子線単独5、併用型5）になります。このうち、日本は陽子線10、重粒子線５（うち併用型１）の合計15施設。２０１４年時点での治療患者数は全世界で約13万人ですが、そのうち日本が約３万人にも及ぶのです。施設数、患者数とも、人口当たりで換算すれば世界最大規模になり、まさに日本は粒子線大国といっても過言ではありません。

私が筑波大学で陽子線治療に従事した１９８８年当時、世界で陽子線治療施設がわずか6施設（うち日本では2施設）しかなかったことを考えると、隔世の感があります。施設数の拡大に伴い、患者数も飛躍的に増えてきました。

いろいろな疾患の中でも特に深部臓器がんの治療は日本が先導し、今では世界的に高い評価を受けています。

重粒子線治療はがん治療に大きなイノベーションをもたらすだけでなく、これに関わる企業の活躍も見逃せません。わが国は関連企業数としても世界一ですし、その技術も

## まえがき

放射線治療の主役は、
エックス線から粒子線の時代へ

群を抜いています。今後、日本の医療機器は内視鏡カメラなどとともに、アウトバウンドの大きな戦力になることが期待されています。

重粒子線治療は、がんに対しては「より強く」、患者さんに対しては「より優しい」治療法です。しかし、この治療法はまだ開発途上にあり、適応疾患の拡大など患者さんの負担をさらに軽くする新技術の開発も行なっています。

本書を通じ、読者の皆様に重粒子線治療の可能性を知っていただければ幸いです。

著　者

ここまできた重粒子線がん治療　目次

第2章

## 重粒子線は放射線がん治療の大きな武器となる

第3章

# 患者さんに優しい重粒子線治療

## 第4章

## 重粒子線は、治療が難しいがんにも立ち向かう 117

第5章

# 重粒子線治療を受けて患者さんたちの声

# 目次

**編集協力**　㈲リリーフジャパン（吉川健一、相田英子）
**DTP＋カバーデザイン**　若松 隆

# 第1章

# 今や国民病になった、がんという病気

# 治療法は患者さんが決める時代に

## 3人に1人ががんに罹り、2人に1人ががんで亡くなる

日本では今、新たにがんと診断される人は年間101万200人、死亡する人は37万4000人と予測されています（2016年＝国立がん研究センターがん対策情報）。換算すると、おおよそ国民の2人に1人は生涯に何らかのがんを発症し、3人に1人はがんで亡くなると予測されているのです。4人家族であれば、そのうち2人はがんにかかり、最低1人はがんで亡くなるというわけですから、これはもう、「がんは国民病」と呼んでも過言ではありません。

2025年には、がんの年間死亡者数が150万人に達すると予測されていますから、この国民病を予防し、罹《かか》った場合には迅速で的確な治療を施すことが喫緊《きっきん》の課題になっているのです。

**図1、2**（28〜31ページ）は、男女別の部位別の罹患数・死亡者数を示したものです。

男性の罹患部位のトップは前立腺ですが、死亡者数を見ると6位、女性の罹患部位のトップは乳房ですが、死亡者数では5位になります。いずれも治療法が進歩したことが理由です。あとで詳しく解説しますが、重粒子線治療は前立腺がんには非常に効果的です。

幸い、早期発見の増加と治療法の進歩により、がんの10年生存率は58%（国立がん研究センター）と大幅に改善されました。ひと昔前、がんは「死の病」として恐れられたものですが、今日ではそこまで悲観的な病気ではなくなったといえます。大きさが1センチ以下の早期がんであれば、治癒率100%さえ狙えるようになってきたからです。

がんの三大治療法としては「手術療法」「薬物療法（抗がん剤）」「放射線療法」があります。それらの治療法は、確実に進歩しています。たとえば、薬物療法では副作用を最小限に抑える分子標的薬などが開発され、放射線療法ではさまざまな画像診断法の飛躍的な進歩に伴い、副作用を抑えつつがん細胞を攻撃する治療法が確立されつつあります。重粒子線治療も、そのひとつと位置づけられるでしょう。

このような医学の進歩にもかかわらず、がんはいまだに「怖い病気」と思われているのもまた事実です。その大きな原因のひとつが、がん細胞は年齢や性別に関係なく、本

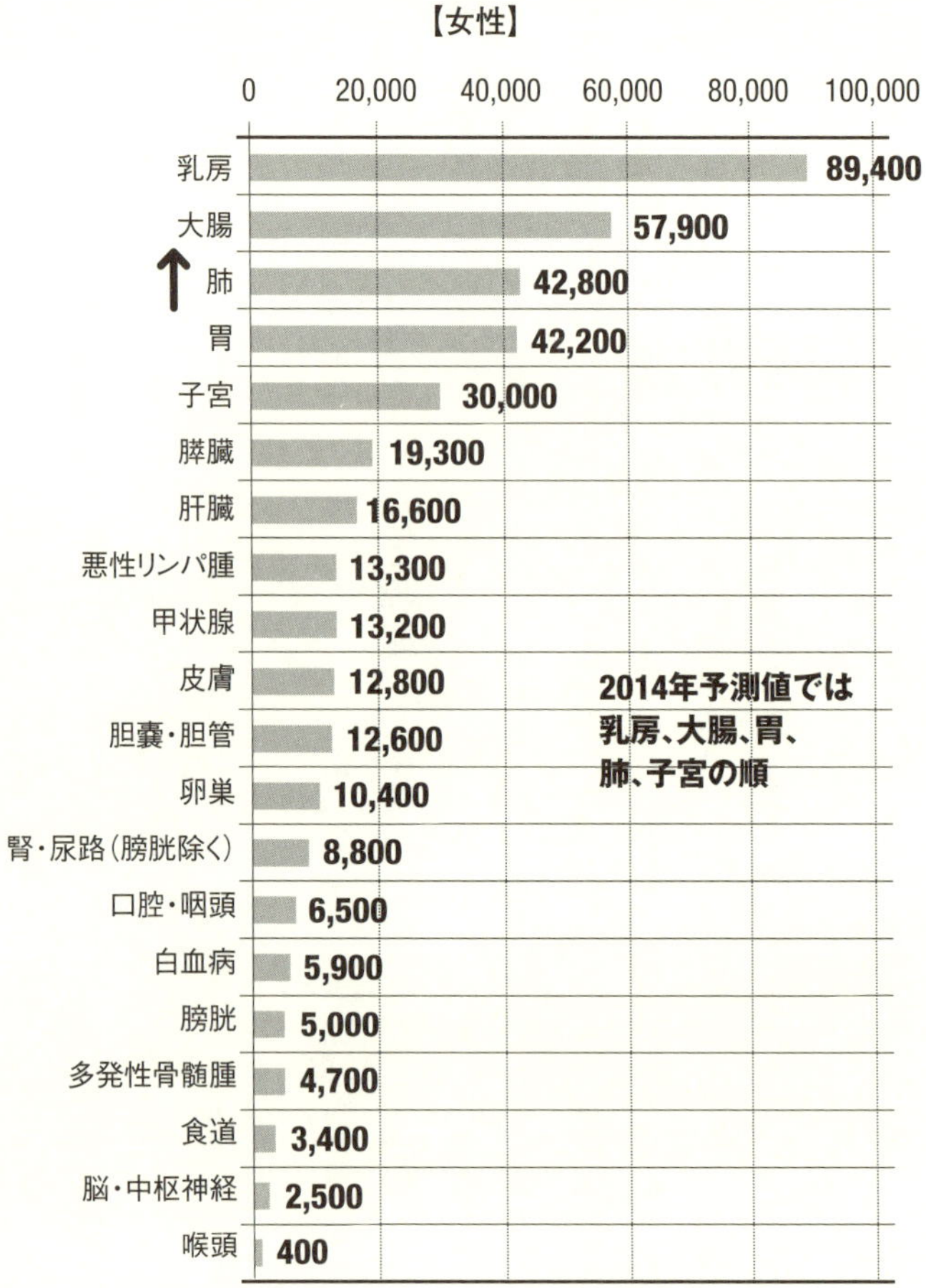

【女性】
0
20,000
40,000
60,000
80,000
100,000
乳房 89,400
大腸 57,900
肺 42,800
胃 42,200
子宮 30,000
膵臓 19,300
肝臓 16,600
悪性リンパ腫 13,300
甲状腺 13,200
皮膚 12,800
胆嚢・胆管 12,600
卵巣 10,400
腎・尿路（膀胱除く） 8,800
口腔・咽頭 6,500
白血病 5,900
膀胱 5,000
多発性骨髄腫 4,700
食道 3,400
脳・中枢神経 2,500
喉頭 400
2014年予測値では
乳房、大腸、胃、
肺、子宮の順

## 図1　新たにがんと診断される部位別人数

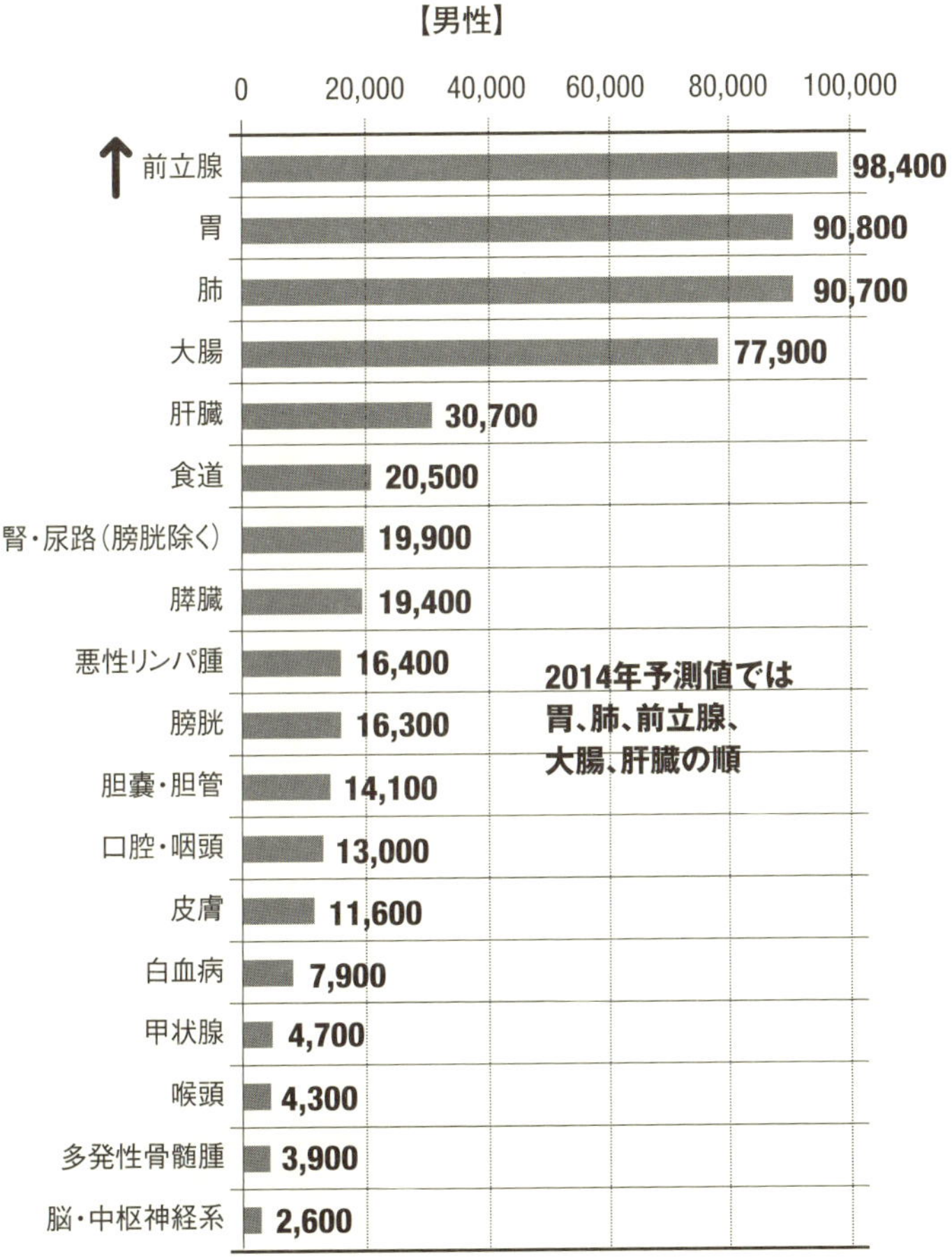


出所：国立がん研究センターがん対策情報センター（2015年のがん統計予測）

【女性】

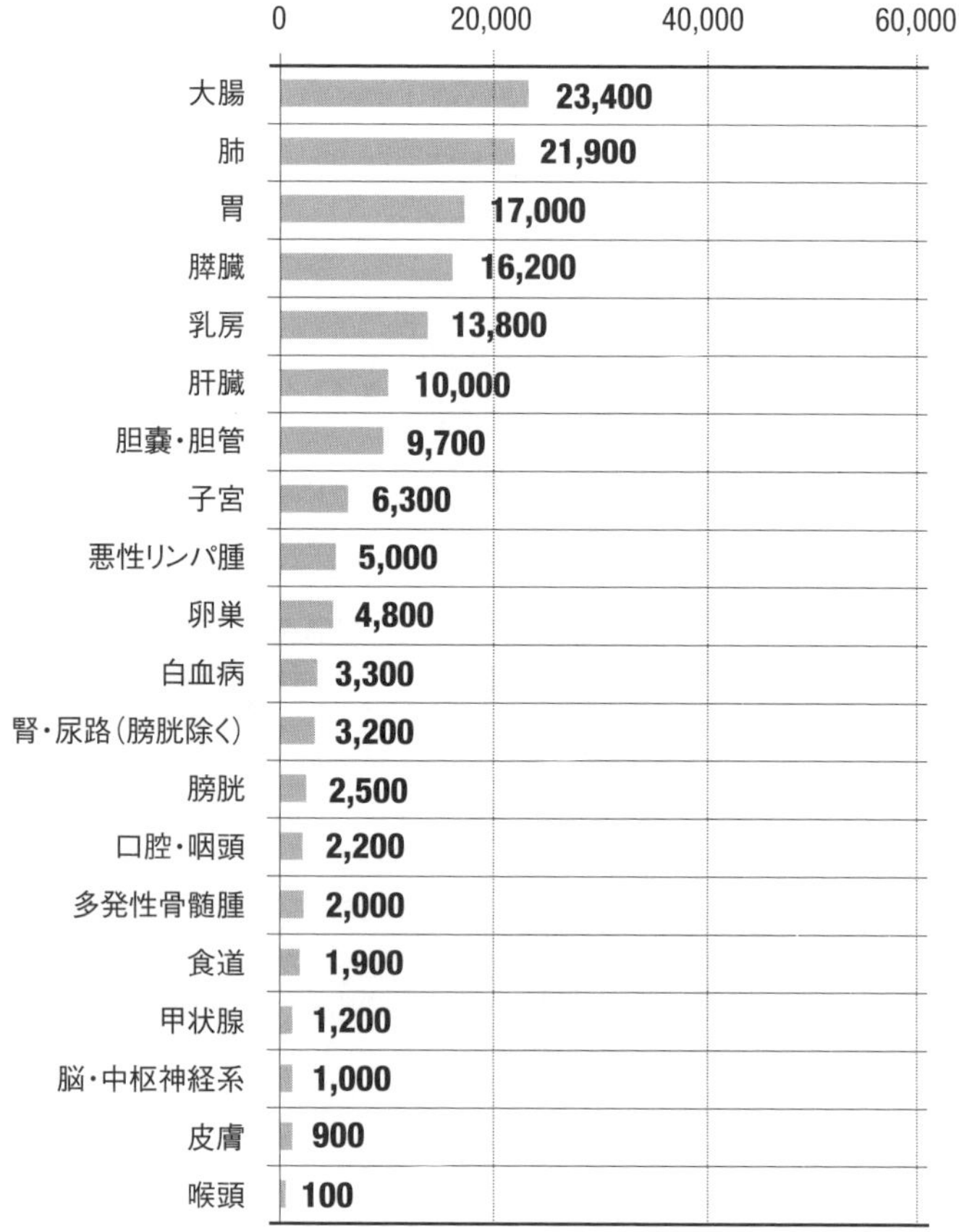
0
20,000
40,000
60,000
大腸 23,400
肺 21,900
胃 17,000
膵臓 16,200
乳房 13,800
肝臓 10,000
胆囊・胆管 9,700
子宮 6,300
悪性リンパ腫 5,000
卵巣 4,800
白血病 3,300
腎・尿路（膀胱除く） 3,200
膀胱 2,500
口腔・咽頭 2,200
多発性骨髄腫 2,000
食道 1,900
甲状腺 1,200
脳・中枢神経系 1,000
皮膚 900
喉頭 100

## 図2　毎年亡くなる部位別の人数

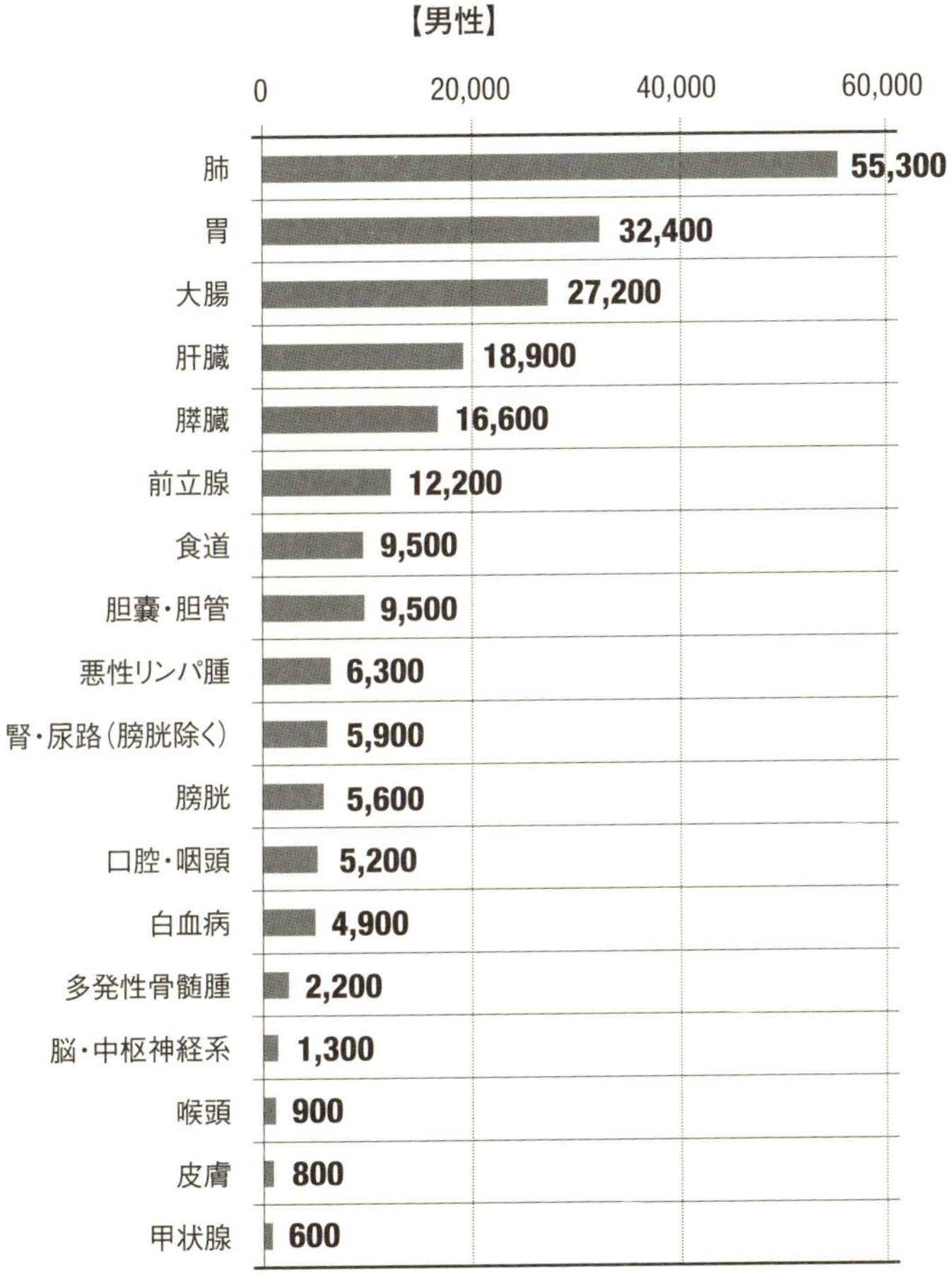


出所：国立がん研究センターがん対策情報センター（2015年のがん統計予測）

人が自覚しない形で体内に巣食い、身体を蝕《むしば》むことが多いからではないでしょうか。しかもがんは、最期《さいご》を迎えるまで相当の時間があります。10年生存率が58％になったとしても、患者さんは長い期間、「死」と向き合わなければなりません。

## 細胞のキズが「がん化」するには、20年以上の時間がかかる

人間は1個の受精卵から生まれ、細胞分裂を繰り返しながら成長していきます。成人は約60兆の細胞からなっています。すべての細胞に「核」と「膜」があり、それぞれの核の中に「遺伝子」があります。がんは、この遺伝子群が何らかの理由で異常をきたし（変異）、修復されない状態が続くと、がんの状態に変化していきます（図3）。遺伝子にはアクセル役の「がん遺伝子」と、ブレーキ役の「がん抑制遺伝子」があり、このどちらかに変異が生じバランスが崩れたとき、がんが発生するのです。

現在、がんが発生し進行していく過程には、3段階あると考えられています（図3）。がんは、あるとき突然発生するわけではありません。その第一段階「イニシエーション（きっかけ）」では、イニシエーターと呼ばれる発がん性物質が細胞核にあるＤＮＡに傷《きず》をつけることから始まるのです。この段階ではまだがんは発生していませんが、イニ

## 図3　がんの発生と進行の仕組み

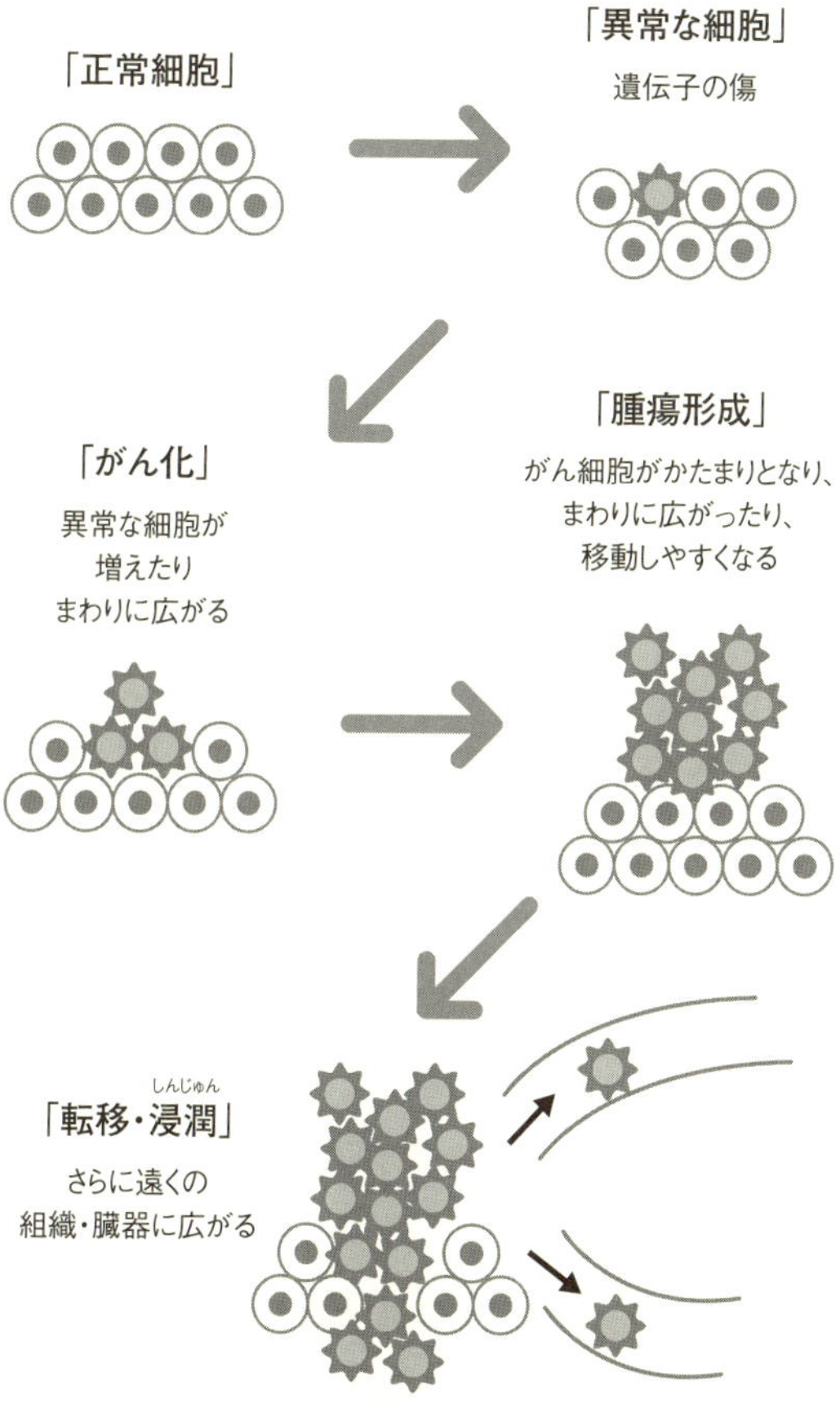


※浸潤：がん細胞が周囲の組織や臓器にしみ出るように広がること。
出所：国立がん研究センターがん対策情報センター

シエーターには、タバコに含まれるタールや紫外線、放射線、アスベスト、ある種のウイルスなどが知られています。人にがんを発症させるウイルスには、上咽頭《じょういんとう》がんを引き起こすエプスタイン・バー・ウイルス（ＥＢＶ）、子宮頸《けい》がんを起こすヒトパピローマ・ウイルス（ＨＰＶ）、肝細胞がんを起こすＢ型およびＣ型肝炎ウイルス（ＨＢＶ、ＨＣＶ）、成人のＴ細胞白血病を起こすＨＴＬウイルス－１（ＨＴＬＶ－１）があり、また胃がんを起こすヘリコバクタ・ピロリ菌などが突きとめられています。

こうして出来たがん予備細胞は、第二段階「プロモーション（促進）」で、生活習慣が大きく関係しているプロモーターによって、がんへと変化していきます。たとえば、胃がんの食塩、大腸がんや膵がんの脂肪、食道がんのアルコールなどが、代表的なものです。

そして第三段階「プログレッション（増殖）」は、発生したがん細胞が、次第に分裂・増殖していく過程になります。

がんは１日に約３０００カ所で発生しているといわれていますが、その大半の傷は細胞自身が持つ力で修復されます。しかし、何らかの理由で傷が修復されず蓄積されることがあります。しかしそれが「がん化」するには、20年以上の時間が必要になるのです。

たっぷりと時間をかけて成長したがん細胞だけに、ひとすじ縄ではいかない、なかなか手強《てごわ》い相手であることは間違いありません。予防策にも限界がありますので、出来るだけ定期的な検診を受け、早いうちにがんを発見し、的確な治療を行なうことが大事です。

## 希望を与えてくれる治療法が望まれる

かつての日本では、がんの告知は本人ではなく、夫や妻、親などの家族にするものでした。最近ではお年寄りや子どもであっても、当人に告知することが普通です。告知することによって初めて、本人が望む治療法を選ぶことができますし、その後の生き方を決めることも可能になります。そのためには、家族やまわりの人々の支えが必要であることは言うまでもありません。

国立がん研究センターの調査によれば、がんと診断された人が1年以内に自殺する可能性は、通常に比べて20倍以上高くなるそうです。告知を受けた人の中には、家に引きこもってしまうケースや、「自分はもう死ぬんだ」と自棄《やけ》になったり、心の動揺からウツになったりする人も少なくありません。その意味でも、本書で取り上げる重粒子線治療のように、人に希望を与える治療法を紹介したいのです。

ちなみに、筆者（辻井）が筑波大学の陽子線医科学センターに赴任した1988年当時、欧米ではすでに、当人へのがん告知が普通に行なわれていましたが、日本ではまだ一般的でなく、がん告知の是非《ぜひ》を巡る議論が盛んでした。患者さんにしても、「治療はすべて先生におまかせします」と、自分の病気について積極的に知ろうとする意識が低い時代でした。こういった傾向に変化が見られるようになったのは1990年代以降ですが、今ではがん告知は医師や患者さんにとって、当然のことになっています。

患者さんにとっては、告知されてからが勝負となります。治療法を医師まかせにするのか、自分が主体的に追求するのかという選択が求められます。ちょっと手前味噌になりますが、私たちの病院では後者のタイプを徹底してもらうため、出来るだけ患者さんのお話に耳を傾けるようにしています。患者さんが、「何を求めているのか」を知るためです。担当医は家族と同じような気持ちになって、患者さんに寄り添う「治療」を目ざしているのです。

私たちは、患者さんががんという病気に絶望することなく、普通の生活に戻るという希望を差し上げたいと努力しています。もちろん、がんは手強い相手ですので、すべてのがんに対して重粒子線治療が有効というわけではありません。これは、はっきり申し上げておく必要があります。がんという病気に向き合うためには、がんや治療法についての知識を持ってください。そのうえで自分がベストと判断した治療を、担当医師とともに必死に取り組んでほしいのです。

本書も、そのひとつの資料・データとして活用していただければと願っています。

## 治療と仕事の両立が求められる時代になってきた

がんに関するデータを見ると、がんが国民病になったにもかかわらず、がん患者さんへの差別や偏見がなくなったわけではないようです。現在、全国で推計32万5000人（2014年厚労省統計より）が仕事をしながら通院しているといわれていますが、十分な社会的サポートがされているとはいえません。治療と仕事を両立させるためには、収入減少など経済的な問題が大きいのですが、同時に治療しながら仕事を続けることについて職場の理解が必要になります。

東京都の「がん患者の就労等に関する実態調査」（**図4**＝38ページ）によれば、回答者の21・3％が、がんになったあとに退職しています。退職理由は、「治療・療養に専念するため」「体力面から継続しての就労が困難」「周囲に迷惑をかけたくない」が、上位

## 図4　がんになったあと、退職した人の割合

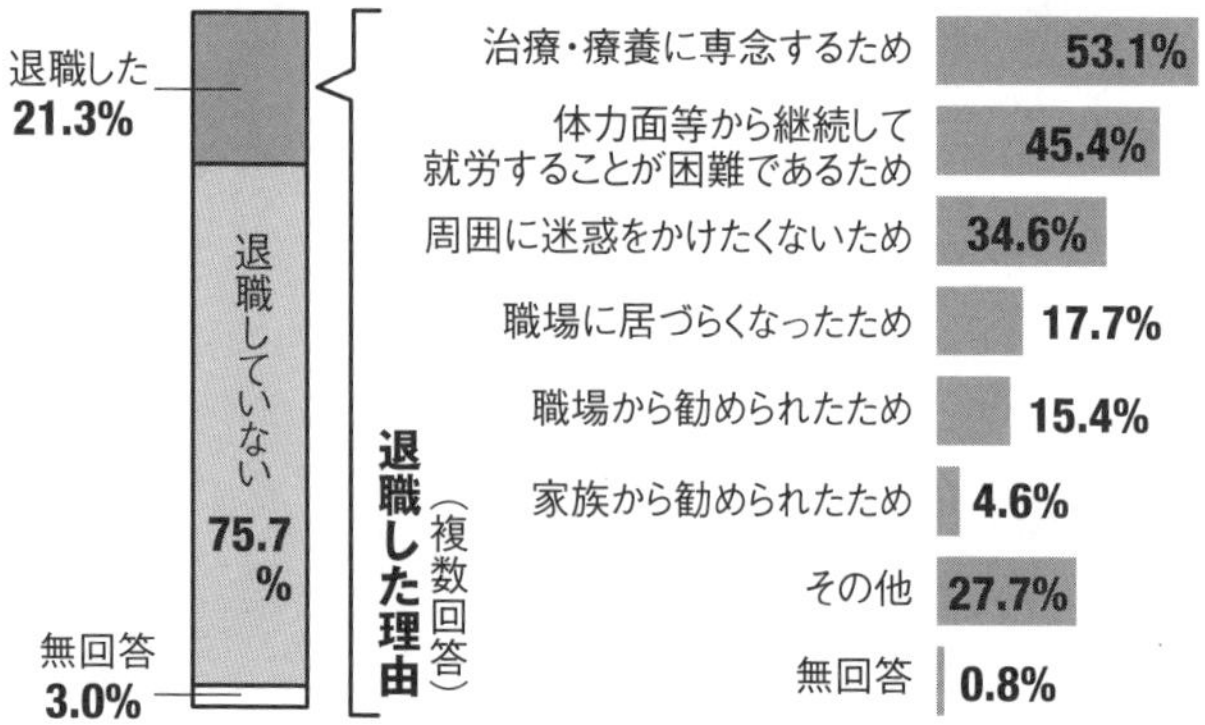


出所：東京都「がん患者の就労時に関する実態調査」（2014年）

3位を占めていることが分かります。

私はこのデータを見て、少し考え込んでしまいました。最近のがん治療は、「早期退院・通院治療」が当たり前になっています。それだけに、がん患者さんが働きながら治療も行なえる環境を整えることが大切なのに、社会的なサポート体制がまだ不十分であることを示しているからです。

幸いなことに厚生労働省が、がん患者の治療と仕事の両立を支援するガイドラインを2016年2月に公表しました。このガイドラインに沿って患者さんや企業、病院などが連携して社会的なサポート体制が充実することが強く望まれます。

詳しくは第3章で紹介しますが、重粒子

線治療では、他の放射線治療に比べて治療期間は非常に短くて、短いものでは早期がんや肝がんでは1、2回で済み、前立腺がんでも約3週間で終了します。しかも、ほとんどの患者さんは通院で済みますので、職場が近ければ、仕事を継続しながら治療することも十分に可能なのです。

「早期退院・通院治療」の流れは今後、ますます強まっていきます。そのためにも、治療法については、ご自分で納得して選択するようにしましょう。

## 生活の質まで考えた治療法

妻や母ががんになったとき、夫や子どもの悲しみや戸惑いは、それまでの生活が幸せであればあるほど大きく、深いものになります。それだけに家族が一丸となってがんと向き合うような話には、誰もが心打たれます。

残される家族のために、食事のレシピを必死に娘に教える母親、何もできない夫のためにたくさんのメモを残す妻、「どうして私なの?」と嘆き悲しみながら、最期はファンに「さよなら」というメッセージを残して逝った女性タレントさんなど、がんをめぐるさまざまな物語は、闘病の壮絶さを知らされるとともに、人の心の強さや清々しさも教えてくれます。

重粒子線治療を受けた患者さん一人ひとりにも、さまざまなドラマがあります。詳しくは第5章をご覧になっていただきたいのですが、がんという病気を経て、これまでとは装いの異なる人生を踏み出した方も少なくありません。自らが体験した重粒子線治療の現実を伝えることによって、たくさんのがん患者さんを励ます活動に勤《いそ》しんでいる女性もいます。それらの活動は私たち医療従事者の言葉より、いろいろな治療法を手探りしている患者さんにとっては貴重な情報となるかもしれません。がんとの闘いに挑んだ体験談を惜しみなく伝えてくれる患者さんの「忘己利他《もうこりた》」の思いに、私は心から感謝しています。

私は1960年代から放射線治療に従事してきましたが、当時の治療はがんを局所的に治すことが精一杯で、治療後の副作用まで考える余裕はありませんでした。がんがなくなれば御《おん》の字ということです。しかし、今は状況が大きく変わりました。できるだけQOL（生活の質）を下げない治療が求められ、しかもそれが可能になっているのです。

難治性のがんを患い、いくつかの病院でも埒《らち》が明かず、あきらめかけていた患者さんが、重粒子線治療でがんを克服したときに味わう喜びこそ、私たちの喜びです。この喜びが、重粒子線治療をさらに進歩させるエネルギーとなってくれるのです。

# 三大治療法も日々、進歩をとげている

## 自分にふさわしい療法を選ぶ

がんの三大治療法としては「手術療法」「薬物（抗がん剤）療法」「放射線療法」があります。どの治療法が最も有効かについてはがんの進行度や発生部位、組織型などによって変わってきます。この中で重粒子線治療は「放射線療法」に含まれますが、すべての部位、すべてのがんに対応できるわけではありません。これについては、第3章で詳しく解説します。

どの療法が最善かについては担当医と相談することが第一ですが、セカンドオピニオン、場合によってはサードオピニオンも参考にして、最終的にはご自分で決断されることをおすすめします。「医学の専門家でもない自分が、判断する自信はない」と思われるかもしれませんが、自分のこれからの人生がかかっているのですから勇気を持ってください。治療内容について医師の意見が異なる場合には、治療の可能性は勿論、患者さんのその後の生活の質、仕事への取り組み方など、その人なりの人生観やライフスタイルに沿って決めるのがいいでしょう。

高齢者の中には、がんと共生しつつ天寿を全うしたいと考える人も増えているようです。それもまた、ひとつの人生観といえるでしょう。しかしその場合でも、その人のがんが重粒子線治療の適応があるかどうか、セカンドオピニオンを受けることを強くおすすめします。幸いにも適応と判断されるようでしたら、治療で体力を奪われることが少ないので、高齢者でも有力な選択肢になるはずです。まずは、セカンドオピニオンを受けてください。決断は、それからでも遅くはありません。

どの治療法も、日々進化しています。インターネットからも情報を得られますが、「同じ仲間」である患者会などに問い合わせすることも、ひとつの方法です。実体験にもとづいた、貴重な情報を提供してくれるはずです。

ご自分の命に関わることですから、ためらいは無用です。必死の行動は、決して無駄にはなりません。重粒子線治療を受けてがんを克服したある女性は、他の病院では納得のいく治療が受けられず思い余って私たちの病院に電話したところ、適応らしいと判断され、治療を受ける話がとんとん拍子に進んだということがありました。その女性は重粒子線治療との出会いが、「本当に奇跡でした」と語っていましたが、それは奇跡でも何でもなく、女性の一生懸命がもたらした幸運といっていいでしょう。こういった体験は、何も重粒子線治療に限ったことではありません。他の治療法についてもいえることですので、ぜひ参考にしてください。

医師であっても専門が違うと、「重粒子線治療」に関する知識をまったく持っていないことが珍しくありません。担当の医師がどんなに名医であっても、患者さんは臆することなく自分が望む療法をどこまでも追求してほしいと思います。あなたの熱意が伝われば、担当医師もきっと親身になってくれるはずです。

それでは、がんの三大治療法について、簡単に紹介しておきましょう。

# 手術療法

## 外科手術は治療法の基本、内視鏡治療も急速に普及してきた

日本ではこれまで、手術ががん治療の中心にありました。切除が可能であれば、がんの原発巣を切除し、リンパ節転移も一緒に切り取りますので、外科手術は最も確実な治療方法といえるかもしれません。ただし、当たり前ですが切除できない部位にできたがんには対応出来ませんし、臓器を切除することで、その臓器の機能が失われることもあります。

身体にメスを入れるだけに、傷口の治癒《ちゆ》と全身の回復に時間がかかることもデメリットのひとつです。これらのデメリットを小さくするために、切除する範囲をできるだけ最小限にとどめる温存手術も進歩してきました。たとえば、早期乳がんの「乳房温存療法」とか、直腸がんでは、肛門を切除しない「肛門括約筋温存手術」などが標準的になっています。

最近、注目されるようになったのが、内視鏡的切除術でしょう。たとえば大腸ですと、直径12～15ミリのチューブを肛門から挿入し、盲腸附近まで入れて腸管の様子をモニターで観察し、戻りながらポリープやがんを切除するというものです。診断しながら治療もできるのが、最大のメリットになります。診断の前に大腸の内部から便を取り除くなど、準備がやや面倒ですが、これは我慢できる範囲でしょう。

この治療法は、早期のがんでリンパ節転移の少ない胃がん、食道がん、大腸がんなどに用いられます。

最近はチューブの先に装備されているナイフも高性能化し、病巣を切除する確実性も高まっています。ただし、がん細胞が粘膜下層まで浸潤して内視鏡による切除が不向きな場合は、腹腔鏡手術をするケースが多くなってきました。これは、胸壁や腹壁に開けた数個の小さな穴から、先端に小さなCCDカメラを付けた内視鏡を挿入して、テレビモニターを見ながら病巣部を切除するというものです。腹腔鏡手術は、肝胆膵領域の手術には適応しにくいのですが、直腸・大腸がんに対してはかなり普及していて、患者さんの負担が格段に軽くなるようです。また、肛門に近い直腸がんでは肛門を残せる手術も可能になっています。

最近は、手術支援ロボットを用いた手術が注目を集めています。医師の負担を軽くし、より精緻な施術が可能になりますので、患者さんには朗報です。手術支援ロボットを用いた手術は先進医療のひとつですが、前立腺がん、腎臓がんには公的保険が使えるようになりました。その結果、手術費が大幅減になったことも朗報でしょう。

# 薬物（抗がん剤）療法

## 新薬が続々登場、新しい段階に

がん細胞の増殖を防ぎ、転移や再発を防ぐことなどに用いられるのが抗がん剤です。手術療法や放射線療法は局所的ながん病巣に対する治療ですが、薬物療法はより広い範囲に効果をもたらします。特に血液やリンパのがんには、薬物療法が力を発揮します。手術前にがん細胞を小さくするなどのために、薬物療法を用いる場合もあります。重粒子線治療でも、がんの種類や患者さんの状況によって、事前に抗がん剤治療をおすすめすることがあります。

薬物療法は活発に増殖するがん細胞に対する治療のため、がん細胞だけでなく、皮膚や腸管、骨髄、毛根の細胞など、細胞が分裂したり増殖したりすることで機能を維持している組織や器官にも影響が及びます。これが副作用です。頭髪が抜け落ちるのは、典型的な副作用といってもいいでしょうが、それよりも患者さんにとって辛いのは吐き気、食欲低下、下痢、手足のしびれなど、日常生活に障害をもたらすことです。

ある患者さんは、「死なないための抗がん剤なのに、死ぬほど苦しかった」と語っていましたが、最近はそれらの症状を抑える薬剤も開発されています。副作用の辛さゆえ、薬物療法を拒む患者さんさえいますから、副作用は深刻な問題といえるでしょう。

最近、新しいタイプの「がん免疫療法」が注目を集めています。がん細胞には免疫細胞の攻撃をそらす機能がありますが、これを抑制する新しいタイプの薬で、「免疫チェックポイント阻害剤」といいます。代表例の「オプジーボ」は、がん細胞を直接攻撃せず、免疫細胞の働きを促し、免疫細胞にがん細胞を攻撃させるという機能を持っています。まず皮膚がんの悪性黒色腫向けに承認され、非小細胞肺がんにも保険適応が拡大されました。すべての肺がん患者さんに効果があるとは限らないとのことですが、オプジーボの投薬でがんが縮小した割合は全体の20％というデータも発表されています。また、画期的な効果を見せる半面、薬価が高額で、標準的な投与方法で薬代は年間約３５００万円にも及びます。これが医療保険財政を圧迫するとして、政府が２０１６年末に緊急値下げを決め、２０１７年2月からは公定価格（薬価）が半額になりました。

製造販売元の製薬会社のデータによれば、14年の承認以降にオプジーボを投薬された患者さんは16年4月末現在、5976人。そのうち2865人に何らかの副作用があり、763人が重篤例でした。この薬も副作用と無縁ではないというわけです。しかし、このような薬が開発され、公的医療保険が適用されることになったことは素晴らしい進歩です。

免疫力を高める治療法として治験が始まったのが、「ペプチドワクチン療法」です。これは、がん細胞の表面にあるタンパク質の断片（ペプチド）をがんワクチンとして皮下投与し、免疫力を高めて再発を防ぐというものです。早期の肺がんを手術で切除し、抗がん剤などの化学療法を施したうえでプチドワクチン療法を実施します。果たして治験結果は、どうなるのでしょうか。治験期間が終わるのは2年後です。

# 放射線療法

## 正常細胞への影響を減らす3次元照射法の研究が進む

がんのように細胞分裂が活発な細胞は、放射線の影響を受けやすいといわれています。放射線は、細胞が分裂して増えるときに必要な遺伝子（DNA）を攻撃して破壊したり、切断を促したりします。つまり新しい細胞に置き換わる回数が多ければ多いほど、がん細胞を死滅させるチャンスも増えるわけです。

放射線療法の最大の利点は、手術のように臓器を切除せずに治療効果が期待できることです。つまり、臓器をそのまま残し、機能を損なわないようにすることも可能な点にあります。放射線の副作用としては貧血、白血球減少、疲労感、食欲減退、吐き気、口内炎、口腔乾燥、脱毛などの症状が起きますが、もちろん、これらの副作用は治療する部位によって異なり、その程度にも個人差があります。

放射線が、がんの治療に使われ始めてから約120年が経ち、放射線治療機器の改良が重ねられたことをはじめ、放射線生物学の研究も進み、さらにコンピューター画像解析技術も高まったことにより、放射線治療は格段に進歩してきました。照射線量を可能な限りがん病巣に集中し、周辺の組織には必要最低限にするようになっています。

メリットの多い放射線療法ですが、日本ではこれを選択する患者さんは700施設の約22万人（2015年は推定25万人）で、これは全体の29％にすぎません。米国やヨーロッパ諸国と比べると、まだまだ少数であることが分かります。

放射線のイメージが、「分からない」「怖い」「難しい」ということで、放射線治療を敬遠する人が多いのかもしれません。これは最近かなり改善されていますが、放射線の専門医の数に限りがあることも、放射線治療を受ける患者さんの数に影響を及ぼしているようです。

## 効果をより高める新しい治療法が、続々登場

放射線の照射はがん細胞だけでなく、周辺の正常細胞にも影響を与えてしまいます。それを最小限に抑えるさまざまな療法が開発されてきたことは、心強い限りです。

たとえば、いろいろな方向からがんの部位だけに高線量を集中可能な「定位放射線治

療」が開発されました。これまでは、たとえ小さな腫瘍であっても、周辺の正常細胞を保護するため照射線量を制限せざるを得なかったのですが、この方法により集中照射が可能となり、線量を大幅にアップさせることができるようになったのです。短期間で大量の線量を集中させれば、がん細胞そのものを効果的に破壊することが出来ます。ただし残念なのは、この照射法の対象になるのは、おおむね約3センチ以下の病巣とされ、それより大きなものは適応にならないことです。

コバルトから得られるガンマ線を用いて定位照射をできるようにしたものが「ガンマナイフ」で、これは主に脳内疾患（脳腫瘍や脳動静脈奇形など）に用いられます。

現在はさらに、放射線治療装置である直線加速器（リニアック）による高精度照射法として、照射野の形を自由自在に変化させて照射することにより、不定形で大きな病巣に対しても有効な照射が可能な方法も開発されています。これは、「強度変調放射線治療（IMRT）」と呼ばれますが、その専用装置として「トモセラピー」があります。IMRT治療法が可能になったのは、放射線の照射量などを正確にコントロールするコンピューター技術の進歩と、さまざまな画像診断技術の向上などによるものです。これがさらに進化したものは、「画像誘導照射法」と呼ばれています。この画像診断技術は、重粒子線治療にも威力を発揮してくれています。

画像処理技術と放射線を高精度に照射する技術を融合させたのが、「動体追尾放射線治療」です。その専用装置に「サイバーナイフ」がありますが、これは、がん患者さんの呼吸などによって揺れ動く肺、肝臓、膵臓などの病巣をリアルタイムに追尾しながら放射線を照射することが可能です。


以上、がんの三大治療法と新しい動きを、簡単にまとめてみました。この3つの療法はそれぞれが単独で行なわれるわけではなく、患者さんの病状やがんの進行度、発生部位などに合わせてさまざまに組み合わせることが普通になっています。また、免疫チェックポイント阻害剤のような免疫療法が、第4の治療法として注目されてきました。

それぞれの治療法には、メリットもデメリットもあります。そのメリットを最大限にし、デメリットを最小限にすることを目ざす療法が、本書のテーマである「重粒子線治療」です。もちろん重粒子線治療にも今のところ限界はあります。その限界を突き崩す研究は日々続けられていますが、私たちが目ざす治療の原点は、「がん細胞には強く、患者さんには優しい治療」ということにあります。

第2章以下で、重粒子線治療の現状を紹介していきたいと思います。

# 第2章

# 重粒子線は放射線がん治療の大きな武器となる

# 放射線治療のメリットを、もっと理解しよう

## めざましい進化をとげつつある放射線治療

がんに対する三大療法のひとつである放射線療法は、第1章でも書きましたように、日本の適用患者数は横ばいで推移しています。日本放射線腫瘍学会の統計によれば、放射線治療を受けた患者数は2005年の約20万人から11年には25万人に増えましたが、その間、がんと診断された人も年間67万人から85万人に増えていますので、放射線治療を受けた人の割合はほぼ変わっていないことになります。

その理由としては、治療のメリットが放射線治療を専門としない医師に十分に理解されていないこと、患者さん側の放射線に対する「漠然とした不安」と情報不足、放射線治療専門医が全国に約1000人しかいないという医師不足などの背景も考えられます。

放射線治療のひとつである重粒子線治療でも、ほとんど知らない医師が少なくありません。さすがに外科医になるとまったく知らない人は少ないようですが、その治療内容

を詳しく理解している人は多いとはいえないのが現状です。

治療法の選択肢が狭まるのは、患者さんにとっては不幸なことです。放射線治療の技術は日々、進化をとげています。放射線に対する臓器の耐容線量も明らかになり、患者さんを苦しめる副作用を最小限に抑えつつ、治療効果は最大にするという治療が可能になりました。

放射線治療の役割の中には、根治照射だけでなく緩和照射というものもあります。これも放射線治療が威力を発揮するひとつです。乳がんや肺がんなどでは骨に転移することがありますが、その痛みは経験した人でなければ理解できないほどに激しいことが少なくありません。あるいはがんが上大静脈《じょうだいじょうみゃく》を圧迫したため顔面がはれあがったり、それが原因で気道狭窄《きどうきょうさく》を引き起こし呼吸困難に陥ったりすることもあります。このようなとき、痛みや圧迫を改善するには、放射線治療は非常に有効です。

がんという病気に真摯《しんし》に立ち向かうためには、患者さんもがんについての知識を深め、さまざまな治療法を理解することが欠かせません。

## QOL重視の治療法を選択する時代になってきた

これまでのがん治療法は発生部位、進行度、患者さんの体力などを勘案して担当医が決めるのが一般的で、患者さんは「先生におまかせします」でした。しかし、今のがん治療は担当医（主治医）がいくつかの選択肢を患者さんに示し、最終的には患者さんが治療法を決断するということが新しい流れになっています。もちろん、担当医は専門知識に優れていますから、その意見は尊重しなければなりませんが、患者さんには患者さんの意見や希望があり、それにもとづいて治療法を選択する権利もあります。医師を信頼しつつも、すべてを医師まかせにしないという姿勢が必要なのです。

患者さんのQOL（生活の質）を考えるとき、がんの発生臓器の機能や形態の欠損が少ない放射線治療はもっと評価されていいと考えています。たとえば、声を温存する喉頭がん治療、外観や五感を温存する頭頸部《とうけいぶ》がん治療、乳房を温存する乳がん治療、呼吸機能を温存する肺がん治療など、放射線治療は大きな効果をもたらしてくれます。

がんが普通の病気になった以上、治療後の生活も普通でありたいと患者さんが願うのは当然です。重粒子線治療でがんを克服した患者さんの多くが、「治ってよかった」にとどまることなく、以前の生活に戻れたことに喜びを感じています。このように重粒子線治療は、単にがんを局所的に治すだけでなく、生活の質（ＱＯＬ）を維持することを可能にしてくれる治療法なのです。

## 放射線治療はバラエティに富む

何らかの理由で不安定になった原子は、安定な状態になる際に原子の中に蓄えられた余分なエネルギーを放出しますが、そのとき放出されるエネルギーが放射線です。つまり放射線とは、「原子から放出されるエネルギー」のことで、物質を通過する能力を持ったものを指します。少し専門的になりますが、放射線とはつまり、「高い運動エネルギーを持って空間または媒質を伝播《でんぱ》する電磁波または粒子の流れ」のことで、具体的には、エックス線、ガンマ線などの「波長のごく短い電磁波（高エネルギーの光子線）」と、電子線や陽子線、重粒子線（炭素イオン線など）、中性子線などの「高速で動く粒子の流れ（粒子線）」を指します。

一般的な放射線治療で使われるエックス線は透過力の強い高いエネルギーの光子線で、ライナックという直線加速器によって発生させます。大きいエネルギーのエックス線は肺、腹部、骨部などの深い部分の治療に使われ、比較的小さいエネルギーのエックス線は脳、頭頸部、乳房などの治療に使われます。ガンマ線は放射性同位元素の崩壊に伴って放出される放射線のことで、外部からの照射にはもっぱらコバルト60から出るガンマ線が使われていましたが、今ではほとんどライナックから出るエックス線に置き替わっています。

電子線とは電子の流れです。電子線は体の中に入ると、ある一定の深さより奥には入らないという性質を持っていますので、比較的浅い部分のがん治療によく使われます。放射線は物体を通過する能力を持っています。放射線治療の主流は、比較的少量の放射線を身体の外から深部のがん細胞に照射する外部照射で、通常10〜40回に分けて照射します。1回の照射ですべてのがん細胞が死ぬわけではありませんが、照射を繰り返すことで損傷が蓄積され、ついにはがん細胞をすべて死滅させることが可能になるのです。これを分割照射といいます。

1回の照射量は2グレイ（グレイ：物が単位質量当たりに放射線から受けるエネルギー量）程度ですが、これには理由があります。身体の深部にある病巣に放射線を照射すると、その通り道に当たる臓器や組織にも損傷を与えることになります。一般に放射線による傷は、がん細胞は大きく、正常細胞は小さいことが多いので、2グレイ程度の放射線による傷であれば、正常細胞はある程度自力で修復する能力を備えています。

放射線を少量ずつ照射する理由が、ここにあります。しかし、臓器や組織がまったく無傷というわけにはいきません。それが、さまざまな副作用として患者さんを苦しめることになるわけです。

## がん病巣を狙い撃ちする照射技術が開発

病巣以外の損傷をできるだけ小さくするためには、放射線を病巣に集中させることが必要で、それを可能にする技術も開発されています。

IMRT（強度変調放射線治療）やSRT（定位放射線治療）という物理的に線量を集中させる「高精度照射技術」が20世紀後半に開発され、多くの病院に導入されました。IMRTは体の各方向からの放射線を小さいビームに分け、各々の強度を変えることにより腫瘍の形に沿った放射線の線量分布を作ります。コンピューターで各方向からの「不均一な線量分布」を計算し、すべての方向からの照射を合計したとき、がん病巣に最適な線量分布が弾き出されます。

ＳＲＴは病巣に対し、多方向から放射線を集中させる方法です。その専用装置は、201個のコバルト線源をヘルメット状の照射ヘッドに半球状に配置した装置で、ガンマナイフと呼ばれています。1968年にスウェーデンのレクセル教授により開発されました。ガンマ線がヘルメット内の小さな穴を通過することでペンシル状のビームとなり、小焦点に集中するような設計になっているものです。

日本では、20年以上も前に保険適用になり、主に脳転移などの頭蓋《ずがい》内病変に用いられています。一方、1990年代になり、この原理を基《もと》にライナックを用いて放射線を体幹部病変に集中させるシステムも開発されました。これがＳＢＲＴ（体幹部定位照射）ですが、日本主導で臨床応用が進められ、主に肝臓や肺の3センチ未満の小さながんの治療に使われています。

通常の放射線治療では1回2グレイ前後の線量が用いられますが、ＳＲＴ又はＳＢＲＴではより大きな線量を照射できますので、治療期間も短縮できるというメリットがあります。

このような高度な線量集中法は、対象臓器が呼吸で動くような場合には、照射中または照射期間中の病巣の動きや位置のズレが生じる可能性があります。これは、ピンポイントで病巣を狙う重粒子線治療でも同じことがいえます。そこで病巣の動きや位置のズレを小さくするよう制御する「呼吸同期照射」や、「ＩＧＲＴ（画像誘導放射線治療）」という技術が開発されました。

患者さんをがんから救い出す数々の先進技術の開発を日本の研究者、企業が先導していることは、何とも心強い限りです。

## エックス線などによる放射線治療には、弱点もある

### 放射線は光源が一番明るく、進むにつれ弱くなる

放射線治療は日々進歩していますが、限界があるのもまた事実です。

高度な線量集中法が開発されてきたとはいえ、残念ながら、照射したところがすべて治るわけでなく、また副作用の可能性がゼロになったわけでもありません。

なぜでしょうか。

放射線は光の一種ですが、光は光源が最も明るく、進むにつれて弱くなるという性質を持っています。エックス線もガンマ線も透過性の高い光にたとえられますので、身体に照射した場合、表面や表面に近いところには大きな線量が当たりますが、たとえばがん病巣が深部にある場合、そこに到達する段階ではかなり減弱してしまうのです。

その弱点を克服するために、前記のような線量集中技術が開発されてきたわけですが、多方面から照射する分、広い範囲の正常組織にも影響を与える恐れがあります。

脳腫瘍は従来、手術が確実な方法とされてきましたが、最近はガンマナイフやリニアックを利用した定位放射治療も用いられるようになっています。特に、正常細胞との境界がはっきりしている「転移性脳腫瘍」では、大きな成果を上げています。

頭頸部がんでは、扁平上皮がんが多いのですが、放射線治療と抗がん剤の併用により、外観を損なうことなく治療後のＱＯＬ（生活の質）を維持できるようになりました。

乳がんは以前、早期がんでも全摘手術が主流でしたが、最近では条件を満たせば、がん病巣だけを切除する手術と放射線治療を組み合わせる方法が、標準的治療になっています。

食道の扁平上皮がんでは頭頸部がん同様、放射線と抗がん剤を組み合わせた治療法が効果を上げています。これも治療後のＱＯＬを重視するためです。このＱＯＬ重視という治療法が増えてきたのは、本当にすばらしいことです。医学の進歩が、患者さんの強い希望をかなえるようになっているのです。

放射線治療はこの他に肺がん、子宮がん、前立腺がん、悪性リンパ腫などに効果がありますが、胃や大腸、直腸などの消化管に発生したがん、あるいは消化管周辺のがんには適応されません。消化管は放射線に弱く、過照射されると出血、潰瘍など重篤《じゅうとく》な副作用を招く恐れが高いからです。

　同じ部位に発生するがんでも、がんのタイプ（組織型）によって放射線効果が異なります。がんのタイプには扁平上皮がん、腺がん、肉腫などがありますが、腺がんや肉腫に対しては放射線治療はあまり効果がありません。どこの部位でも腺がんや肉腫の治療は難しいのですが、これらに対して、重粒子線治療は良好な成績を得ています。これについては、あとで詳しく述べることにしましょう。

　このように、放射線治療は残念ながらすべてのがんに有効というわけではありません。ただし、それをもって放射線治療を過小評価すべきではないと思います。手術療法にしても薬物（抗がん剤）療法にしても、それぞれ弱点を持っています。本書が紹介する重粒子線治療にしても、今のところすべてのがんに対応することはできません。

　最近では複数の療法を組み合わせた「集学療法」が、さかんに行なわれるようになってきました。これも医学の進歩のひとつといっていいでしょう。

# 通常の放射線の3倍もの細胞致死効果を持つ重粒子線

## 重粒子線治療が一般治療になりつつある

粒子線治療にはいくつかの種類がありますが、今ではもっぱら陽子線と重粒子線が用いられています。日本では、陽子線治療は1979年、放射線医学総合研究所（放医研）が臨床研究を開始、続いて筑波大学陽子線医学利用研究センターが1983年に臨床研究を開始しました。

重粒子線は1994年、放医研が臨床試験を開始して現在に至っています。治療研究の歴史はまだ20年あまりに過ぎませんが、日本の実績は量、質ともに世界一といえます（**図5**＝70ページ）。

放医研附属の「重粒子医科学センター」は入院施設のある病院ですが、そこにおける治療は研究活動の一環として位置づけられています。臨床研究の成果により重粒子線による治療効果が認められ、2003年に厚生労働省から「（高度）先進医療」の承認が

## 図5　進化する放射線治療（歴史）

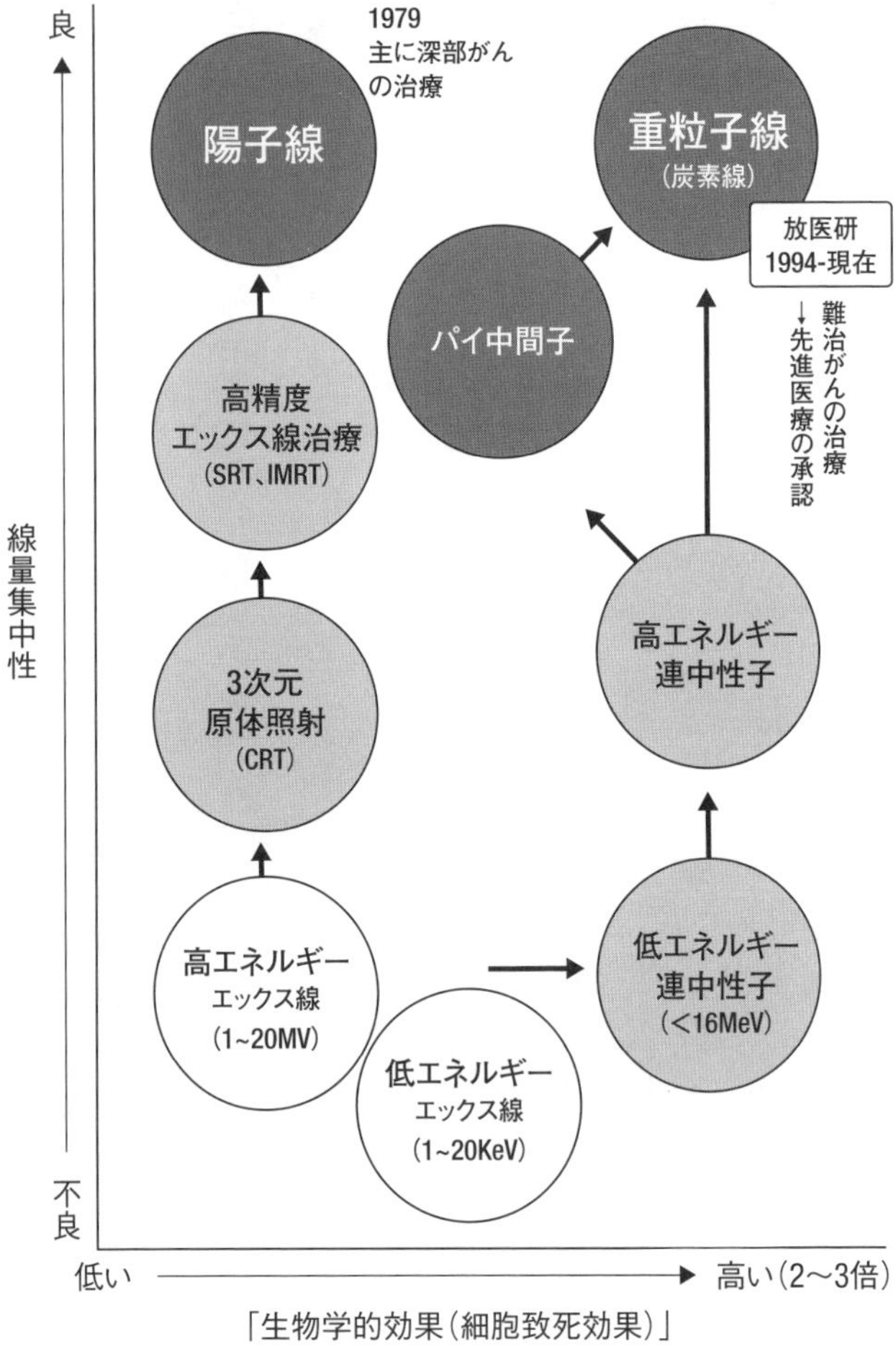


Dr.Rajuの図から改良した概念図

得られました。

それから13年余りを経て、放医研の重粒子線治療の登録患者数は２０１６年8月現在、約１万人になりました（先進医療と臨床試験の患者数合計＝**図6**＝72ページ）。

## 骨軟部腫瘍が保険適用に

治療効果の実績とともに、重粒子線治療に対する社会的な認知度は飛躍的に高まったといえるでしょう。その結果、重粒子線治療は２０１６年4月から「切除非適応の骨軟部腫瘍」に対して健康保険が適用されることになりました。ついにここまできたかと、感慨深いものがあります。一部の疾患とはいえ、患者さんにとって医療費負担が大幅に軽減されることは、大きな恩恵になるからです。

「骨軟部腫瘍」とは、骨組織に発生した「骨腫瘍」と、筋肉・神経・脂肪・血管などの軟らかい組織に発生した「軟部腫瘍」の総称です。発生頻度は、「年間10万人に1〜3人」と少ないのですが、当の患者さんにとって、このようなデータは無意味といえるでしょう。患者さん１人ひとりにとっては、「罹病率１００％」なのですから。

骨軟部腫瘍の治療法としては、症状により手術・薬物・放射線療法などを行ないます

## 図6　放医研における重粒子線治療の登録患者数

（1994年6月〜2016年2月23日）

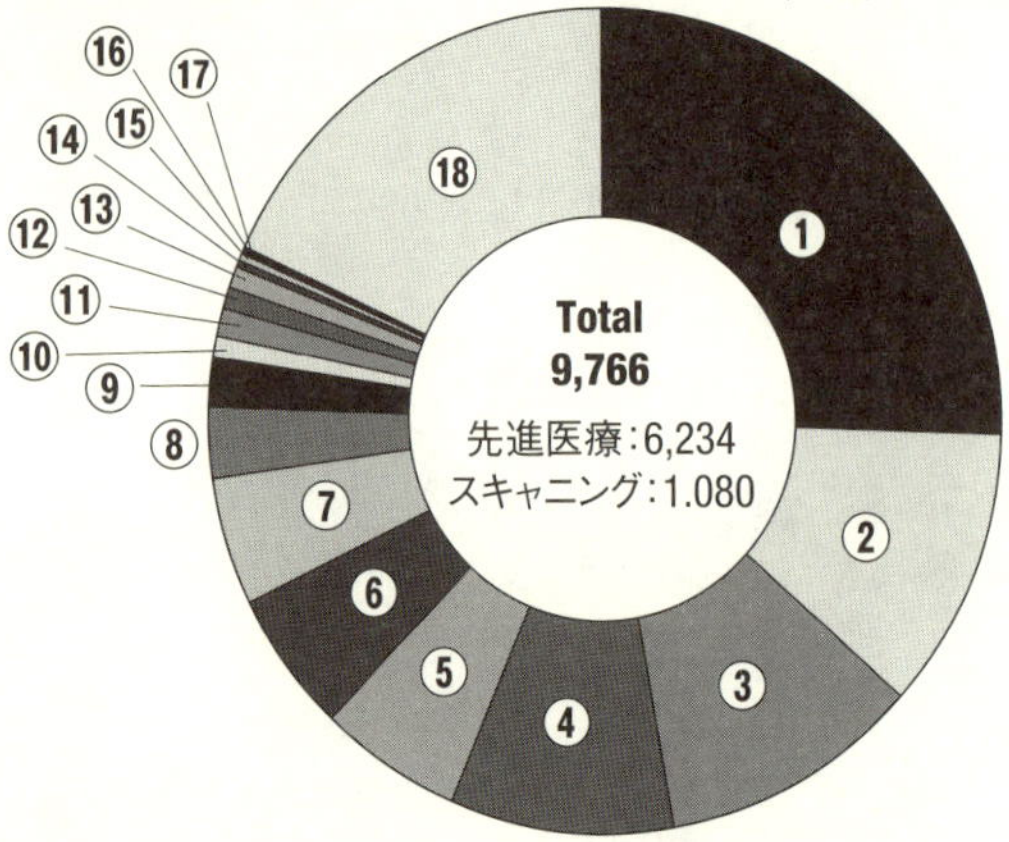


①**前立腺**　2523（25.8%）
先進:2191　スキャニング:889

②**骨・軟部**　1071（11.0%）
先進:850　スキャニング:41

③**頭頸部**　1038（10.6%）
先進:715　スキャニング:89

④**肺**　897（9.2%）
先進:313

⑤**膵臓**　557（5.7%）
先進:311

⑥**肝臓**　550（5.6%）
先進:319

⑦**直腸術後**　486（5.0%）
先進:412

⑧**婦人科**　273（2.8%）
先進:39　スキャニング:2

⑨**眼**　177（1.8%）
先進:135

⑩**中枢神経**　106（1.1%）

⑪**頭蓋底**　97（1.0%）
先進:68　スキャニング:3

⑫**消化管**　92（0.9%）

⑬**腹部リンパ節**　80（0.8%）
先進:73　スキャニング:1

⑭**涙腺**　29（0.3%）
先進:8　スキャニング:7

⑮**スキャニング照射**　21（0.2%）

⑯**乳腺**　7（0.1%）

⑰**腎臓**　7（0.1%）

⑱**総合**　1755（18.0%）
先進:800　スキャニング:47

が、腫瘍が体幹部から発生した場合は、広範切除により身体の一部の機能が失われることが少なくありません。しかし、重粒子線治療であれば機能を温存できる可能性が非常に高くなり、患者さんのQOLを確保することもできるでしょう。

重粒子線治療はQOLを守るという点で、非常に有効な治療手段だと私は確信しています。治療には痛みもなく、仕事などに復帰するまでの期間も短く、機能欠損も小さいという特徴があるからです。

がんの患者さんに大きな恩恵をもたらす重粒子線とは、一体どんなものなのでしょうか？

## 重粒子線は加速器で作られる

話を少し戻して、復習をしましょう。放射線には以下のように2つの種類があります。

①光や電波の仲間の光子線：エックス線やガンマ線。

②電子や陽子、中性子、原子核の流れの粒子線：電子線、アルファ線、中性子線、陽子線、重粒子線など。

ここでは②について説明しましょう。

## 図7　原子の構造

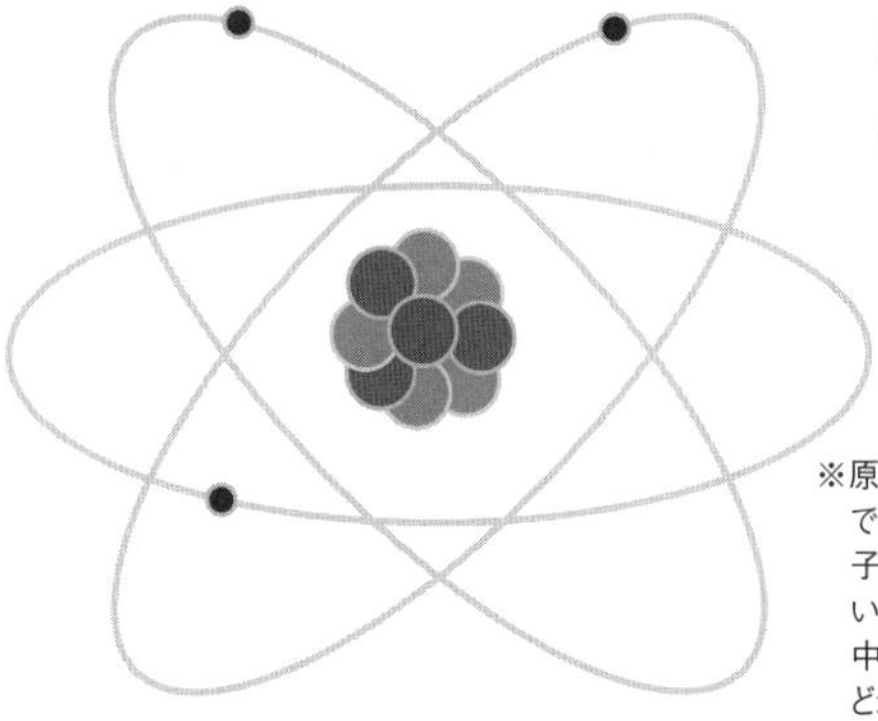


※原子は陽子と中性子からできた原子核のまわりを電子が回っている構造をしています。このような電子や中性子、陽子、原子核などが高速に加速されると放射線になります。

すべての物質は原子からできています。**図7**は、この原子の構造をシンプルに示したものです。原子は陽子と中性子からできている原子核が中心にあり、そのまわりを電子が回っているという構造です。

原子を構成する電子や陽子を加速器で非常に速いスピードに加速すると粒子線（放射線の一つ）になります。中性子は電荷を持たないので直接加速できませんが、他の粒子を加速して衝突させることにより中性子線が2次的に得られます。電子の速い流れは電子線、陽子の流れは陽子線と呼ばれます（**図8**）。陽子より重い原子核を加速して放射線にしたものが重粒子線です。

加速器で粒子を加速するためには、原子

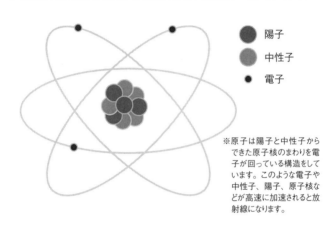

**図8　放射線になる物質**

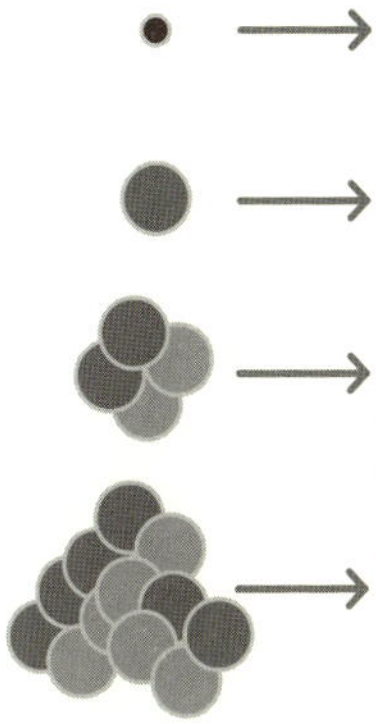

電子の速い流れを電子線と呼びます。放射性同位元素の原子核から出るときは、特にベータ線と呼ばれます。

陽子の速い流れを陽子線と呼びます。加速器を使って人工的に作ることができます。

陽子2個、中性子2個からできたヘリウムの原子核が、放射性同位元素の原子核から高速で飛び出すことがあります。これはアルファ線と呼ばれます。

加速器を使うとさらに重い原子核も加速して、放射線にすることができます。重粒子線治療には、陽子6個、中性子6個からできた炭素の原子核（イオン）を加速して使います。

から電子を取り払い、電気を帯びさせる（イオン状態にする）必要があります。炭素、ネオンなどの荷電した原子核を光速の70～80％近くまで加速したものを重粒子線というのです。

　前にも書きましたが、重粒子線の仲間にはヘリウム線、炭素線、酸素線、ネオン線、アルゴン線などいろいろな種類があります。このうち炭素核を加速したものが炭素線で、これを私たちは、「重粒子線」と呼び習わしています。本書でも炭素線のことを「重粒子線」ということにします。

　原子核の質量比を示したのが、**図9**（76ページ）です。原子核が重くなればなるほど、加速するために必要なエネルギーが大

## 図9　粒子の大きさ

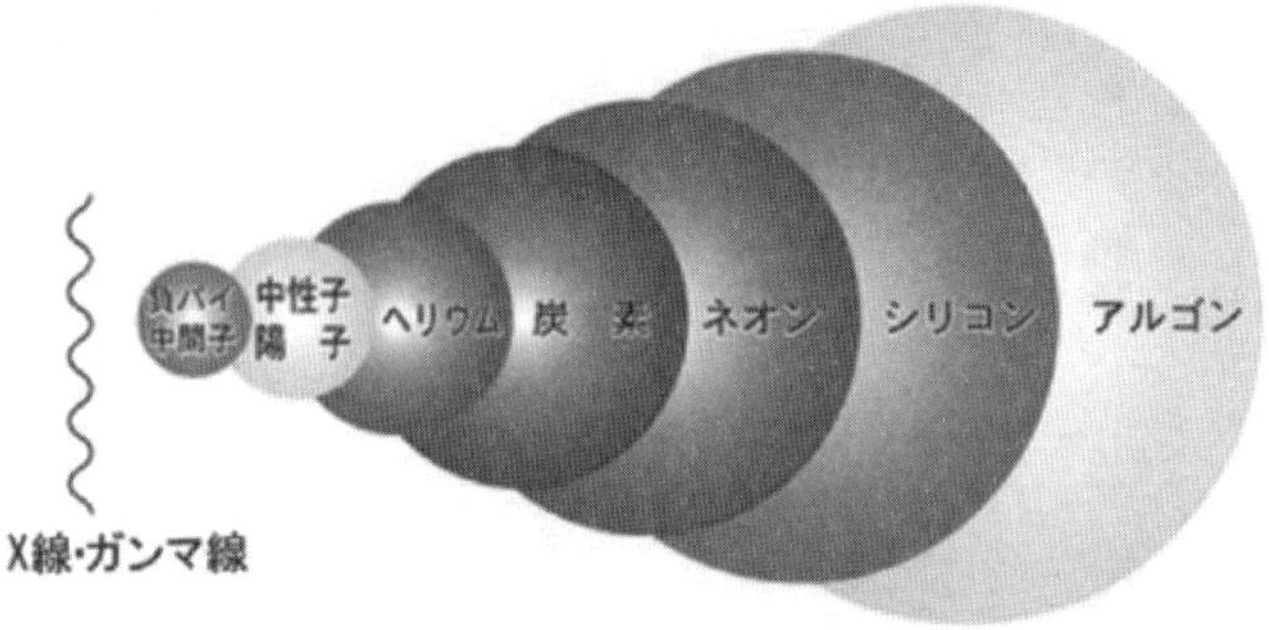


注：重粒子線とは、陽子より重い粒子のビームの総称で、本書では炭素イオン線を指します。
また、陽子線および炭素イオン線を包含する場合は粒子線と称しています。

## 図10　放射線によるDNA傷害の違い

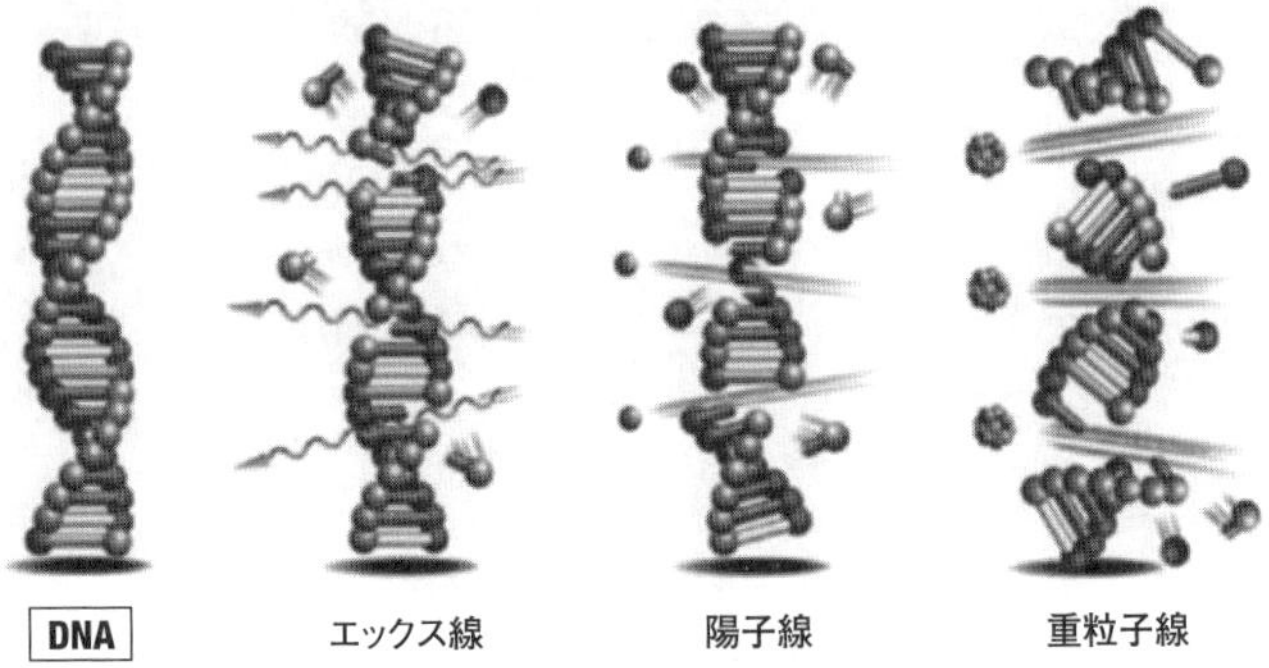

きくなり、加速によって作り出される重粒子線の破壊力も大きくなります。がんを攻撃する破壊力は、通常の放射線の2~3倍にもなります。

放射線治療の目的は、がん細胞の二重螺旋状のDNAを切断することにあります。

エックス線や陽子線は単鎖切断が主になりますが、重粒子線の場合は二重鎖切断が多く、その分、細胞致死作用が高くなります。この作用を支えるのが、重粒子線のエネルギーの高さなのです（**図10**）。

## 粒子線は体内をまっすぐ進み、ぴたりと止まる

エックス線やガンマ線を体外照射すると、体の表面近くで線量が最大になり、体内に進めば進むほど減少していきます。したがって、一方向からの照射で深い所にある病巣に十分なダメージを与えようとすると、病巣より浅いところにある正常細胞に、より大きなダメージを与えることになってしまうのです。最近は多方向から病巣を照射する「強度変調放射線治療」や「定位放射線治療」などの技術が開発され、線量分布の改善が試みられるようになりました。

陽子線や重粒子線などの粒子線は、そのエネルギーによって人体内に入る深さ（飛程）

**図11　各種放射線の生体内における線量分布**

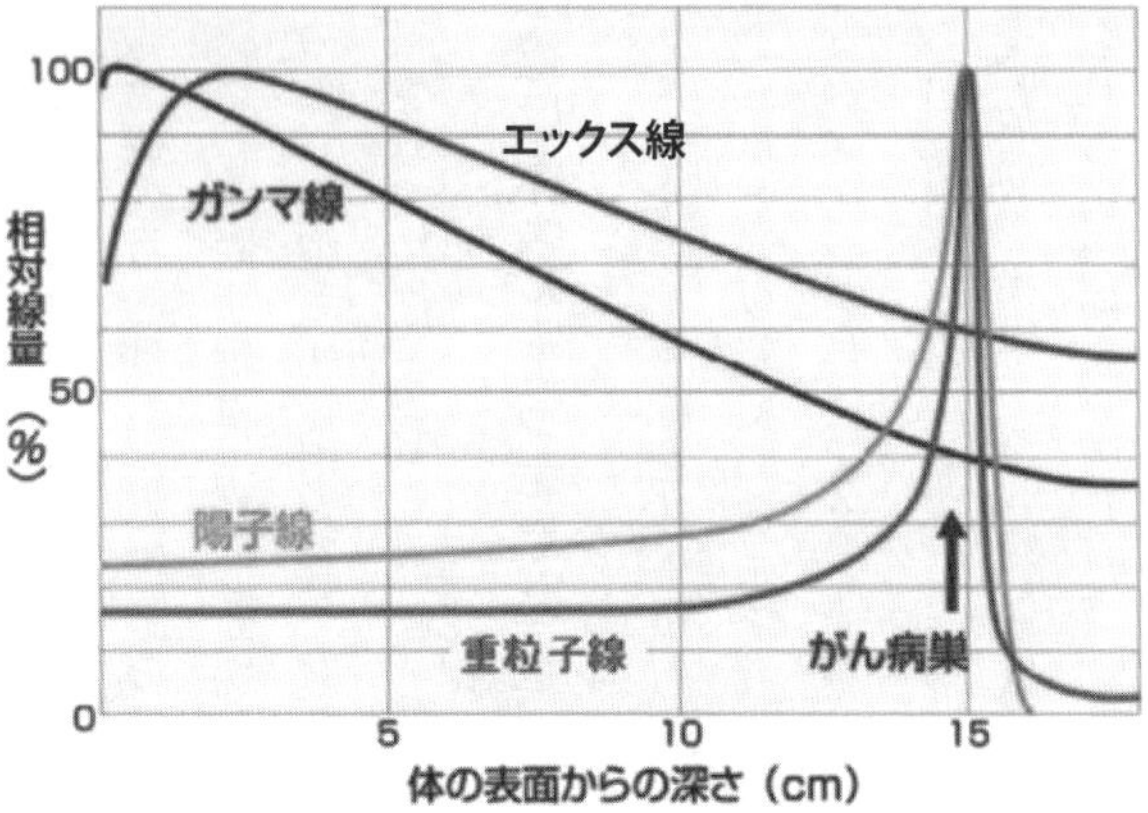


が定まり、その飛程の終端近くでエネルギーを急速に放出して止まる性質を持っています。この現象を「ブラッグ・ピーク」と呼んでいます。そこで加速器を用いて粒子のエネルギーを調節し、病巣の部分で粒子が止まるようにすれば、体表面から照射の道筋にある正常な細胞にあまり影響を与えず、がん細胞だけを殺傷することができます（**図11**）。重粒子線治療では副作用が少ないのは、こういった性質があるからです。

実際のがん病巣は深さ方向に厚みを持っていますので、重粒子線を病巣に一様に照射するためには、もともとは細いブラッグ・ピークを病巣の厚み方向に広げる作業が必要になります。このビームの形を「拡

## 図12　粒子線のピークを拡大する

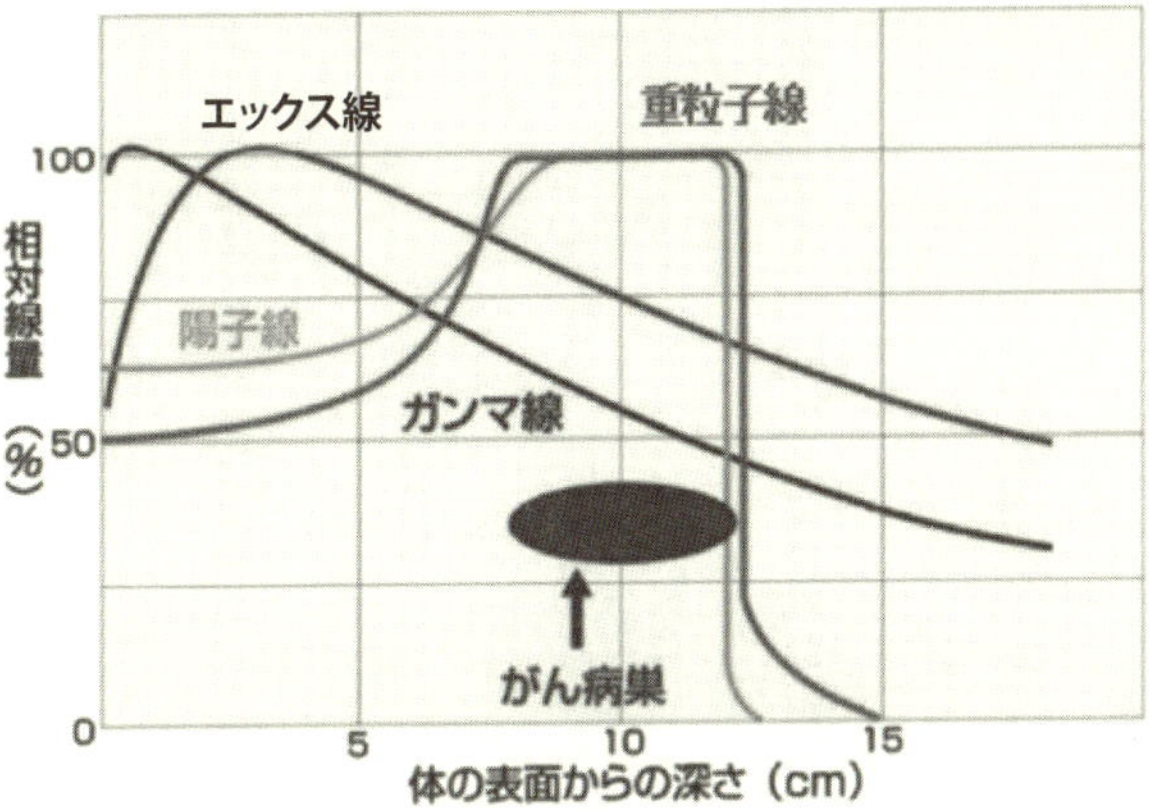


## 図13　粒子線と通常の放射線の照射の違い

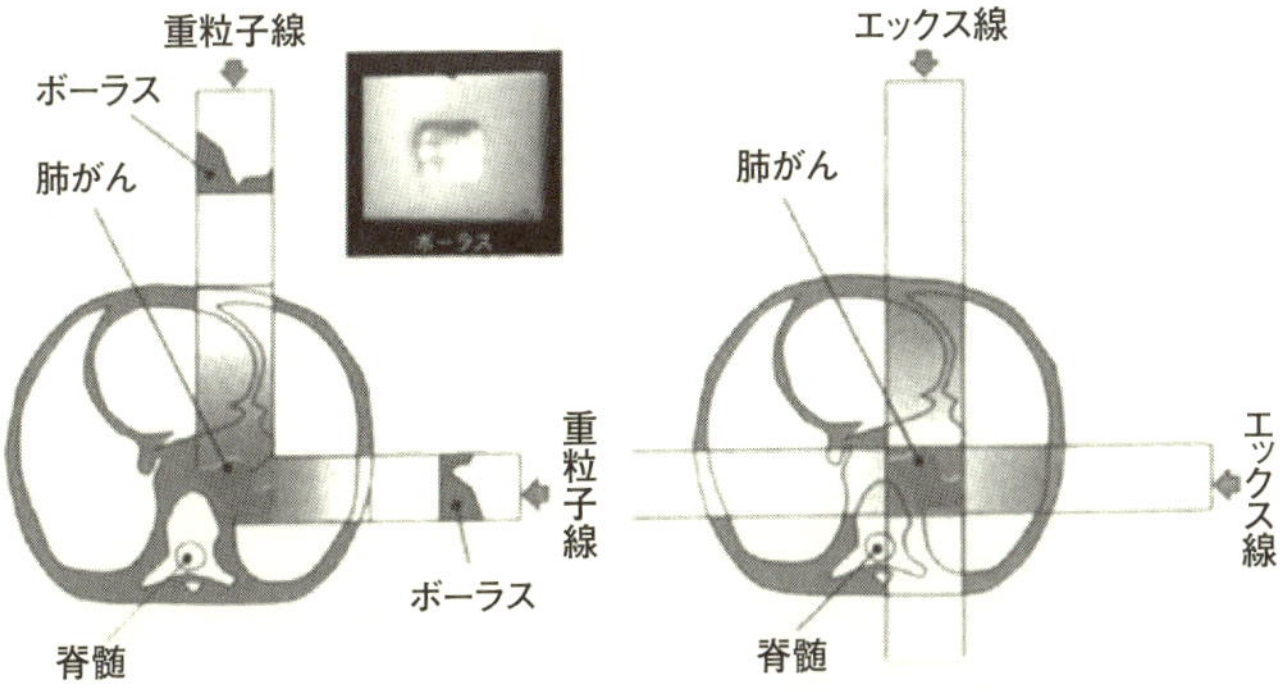


線量は体表面では弱く、がん病巣で急激に強くなり、病巣の終端でピタリと止まる。

線量は体表面近くが最大で、次第に弱まり、病巣の終端でも止まらず突き抜けていく。

大ブラッグ・ピーク」と呼んでいます（**図12**）。

**図13**をご覧ください。重粒子線と放射線を病巣に照射したときの違いを、図で示したものです。エックス線は体の表面近くの線量が大きく、体の中を進んでいくうちに弱くなり、さらに病巣を突き抜けて後ろに進んで行きます。このことが病巣周囲の正常組織に、余計なダメージを与えることになります。**口絵・図10**は、肺がんに対する線量分布と線量集中性について、エックス線と重粒子線を比較したものです。

重粒子線の動きは前述の通りですが、実際の治療では「ボーラス」と呼ばれるフィルターを使って、がんの形に合わせた照射を行ないます。周囲の組織にできるだけダメージを与えず、病巣そのものに的を絞った照射が出来るのです。

## 低酸素のがん細胞にも有効な重粒子線

重粒子線、陽子線、エックス線の療法の特性を比較したのが**図14**（**口絵・図3、4**）です。陽子線の細胞致死効果は従来のエックス線、ガンマ線とほぼ同じ程度ですが、線量の集中性において優れています。

重粒子線は位置のずれや横方向の広がり（散乱）が陽子線より少なく、細胞致死効果

## 図14　重粒子線、陽子線、エックス線の特性評価

| | 重粒子線 | 陽子線 | エックス線 |
|---|---|---|---|
| (1)線量の集中性 | ○ | ○ | × |
| (2)線量分布辺縁の鋭さ | ○ | △ | × |
| (3)生物学的効果 | 3 | 1.1 | 1 |
| (4)低酸素がんに対する効果 | ○ | × | × |
| (5)放射線抵抗性がんに対する効果 | ○ | × | × |
| (6)分割照射回数が少ない | ○ | △ | × |

（生物学的効果）は陽子線の2〜3倍になります。

図15の中に、「低酸素がんに対する効果」とありますが、これについて簡単に説明しておきましょう。放射線は、細胞分裂を盛んに行なうがん細胞ほど感受性が高いと前述しました。さかんな分裂を支えるのは細胞内酸素ですが、放射線を照射すると細胞を障害する活性酸素を発生させ、がん細胞にダメージを与えることになります。

がんが進行し、分裂を繰り返すうちに塊が大きくなると、がん組織の中心部が壊死《えし》したりします。こうなると酸素が十分に行き渡らなくなり、がん細胞は酸欠状態に陥ります。がん細胞はしたたかな生き物で、低酸素でも生き伸びることができますが、その一方で、放射線の効果が著しく減弱してしまうという状態に陥り、陽子線やエックス線

図15　細胞致死性が高く、抵抗性の強いがんにも効果

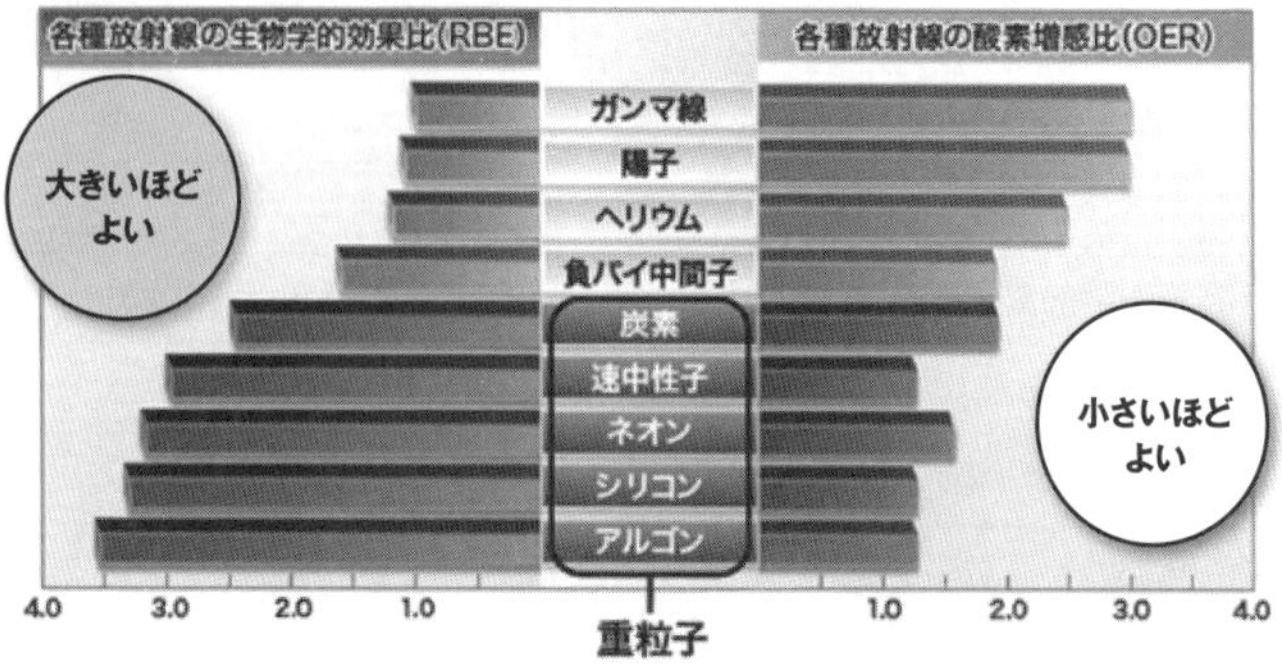


では対応が難しくなります。その点、重粒子線であればがんに対する致死効果が余り低減することがないのです。

放射線治療はがん細胞が分裂期を狙って照射することで、効果が期待されるものです。この分裂頻度が高いがん細胞ほど、「放射線感受性が高い」と表現します。放射線の治療効果が高いということです。図15では「放射線抵抗性がん」とありますが、放射線感受性の低い＝分裂頻度の低いがんに対しても、重粒子線の細胞致死性はほとんど変わりません（**図15**）。

エックス線に抵抗を示す腫瘍（腺がん、腺様《せんよう》囊胞《のうほう》がん、悪性黒色腫、肉腫など）に重粒子線治療は顕著な有効性が認められたことで、2003年10月に厚生労働省から高度先進医療

として承認されたという経緯があります。

重粒子線治療では、重粒子線の特性を最大限活用するための技術が次々と開発されていることも心強いかぎりです。開発が進むのは、重粒子線によるがん治療に大きな期待があることに他なりません。そして患者さんが増えれば増えるほど、患者さんが恩恵を受ける技術開発も進むという相関関係にあります。

では、どのような照射技術が最新医療を支えているのでしょうか。第3章で見ていきたいと思います。

# 第3章

# 患者さんに優しい重粒子線治療

# 重粒子線治療を支える最新の技術

## 重粒子線を作り出す加速こそ、治療のスタートとなる

第1章、第2章で、重粒子線についてのあらましを紹介してきました。そこで明らかになってきたのは、重粒子線ががん治療においてきわめて有利な性質を持っていることです。がん病巣を的確に狙い撃ちし、死滅させるだけではありません。治療に痛みや副作用が少なく、正常組織を傷つけることもなく、患者さんのＱＯＬを守り抜くという治療法であることをご理解いただけたかと思います。

この治療法の「主人公」は重粒子線ですが、その重粒子線を作り上げるのが加速器といわれるものです。重粒子線治療では、炭素原子が持つ6個の電子すべてをはぎ取った6価の炭素核（炭素イオン）を、シンクロトロンと呼ばれるリング型の加速器で光速の約7割まで加速することが、いわば治療のスタートになるといってもいいでしょう。このあたりは専門的な話になるので、これくらいにしておきますが、１９９３年にこの装

置の開発に世界で初めて成功したのが、放射線医学総合研究所（放医研）で、１９９４年6月から炭素線（重粒子線）による治療をスタートさせました。したがって、炭イオンを用いた重粒子線治療は「日本発」であるとともに、医療用の重粒子線加速器としては「世界初」のものなのです。

この装置は「ＨＩＭＡＣ《ハイマック》」と名付けられましたが、機能を十分に発揮させるために、その建設・設備規模はかなりの大きさになりました（**口絵・図1**）。施設建設費や研究費などに莫大な資金を投入した結果、患者さんには治療費の面で大きな負担をお願いすることになっています。私たちは重粒子線治療をさらに多くの人に受けてもらうために、この加速器を小型化する計画を進行させています。一部はすでに実用化されていますが、経験豊富な医療機器メーカーの協力も得られていますので、近い将来にはさらなる小型化が実現すると思います。そうなれば、治療費も大幅に減額できるようになるでしょう。そのときこそ、重粒子線治療は正真正銘、「普通の治療」になるはずです。

重粒子線治療に最初から関わってきた私としては、そんな日がくることが今から待ち遠しくてなりません。

## 炭素イオンをシンクロトロンで加速する

がん病巣に照射する場合、重粒子線を光速の7割程度、1秒間に地球のまわりを5・5周するくらいのスピードに加速すると、患者さんの体の25〜26センチの深さまで照射することが可能になります。

その製造法は、おおよそ以下のようになります。

**図16**をご覧ください。

これは放医研のＨＩＭＡＣですが、加速器の中でもシンクロトロンと呼ばれる装置を用いています。イオン源という装置で炭素イオンを作ります。この炭素イオンを直線加速器（ライナック）で光速の11％程度に加速したうえで、周長１３０メートル、直径40メートルという巨大なリング状のシンクロトロン（円形加速器）に送られます。ビーム粒子は円形軌道をグルグル回りながら加速され、エネルギーが増加していきます。それに合わせて磁場も上がっていくことで、同じ軌道を回るように調整するのです。そして指定した治療向けのエネルギーに達したとき、円軌道から離脱させ、外部にビームとして取り出します。

**図16　炭素イオンを取り出す**

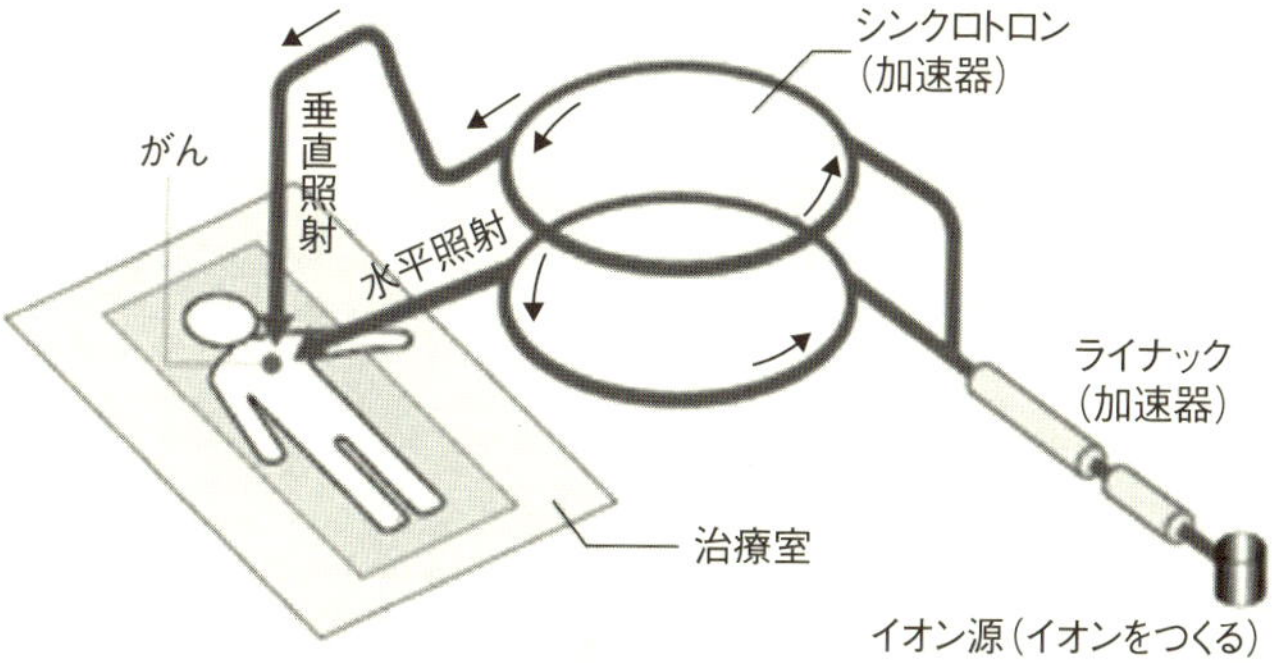


作業は、これで終わるわけではありません。加速器から出た粒子線は細いビームであり、がん病巣に照射するためには太くする必要があります。そこでビームを「散乱体」に通すことによって太くし、続いて水平、垂直に配置してある電磁石によって円形状に広げます。また、ビームのピークに厚さを持たせるために、リッジフィルタを通します。

がんの形は一様でありません。そこで次の作業は、ビームをそれぞれの患者さんのがんの形に整形することで、そのために使われるのが患者コリメータです。以前は、真ちゅう板をがんの形に合わせくり抜いたものを用いてましたが、今は複数の板で任

## 図17　がんの形に合わせてビームを整形する

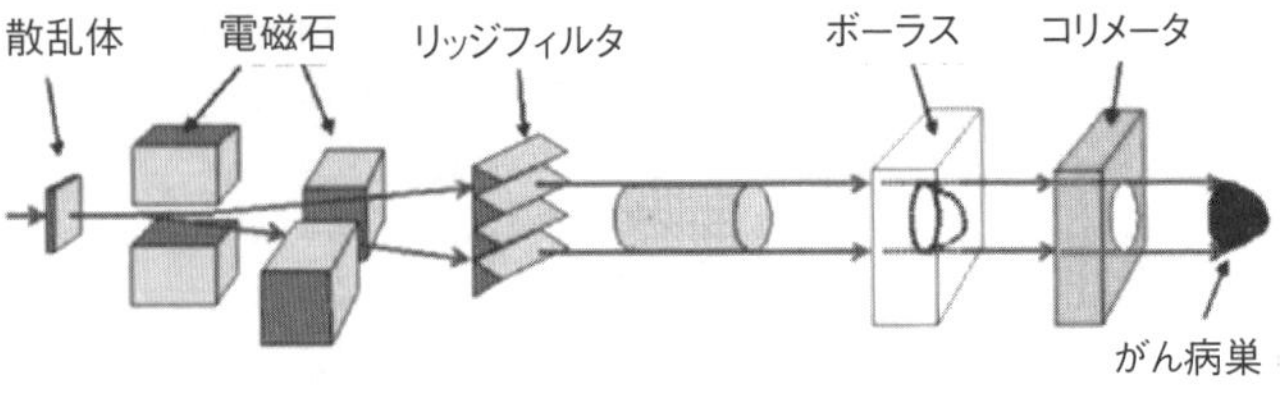


## 図18　HIMAC本棟の治療室

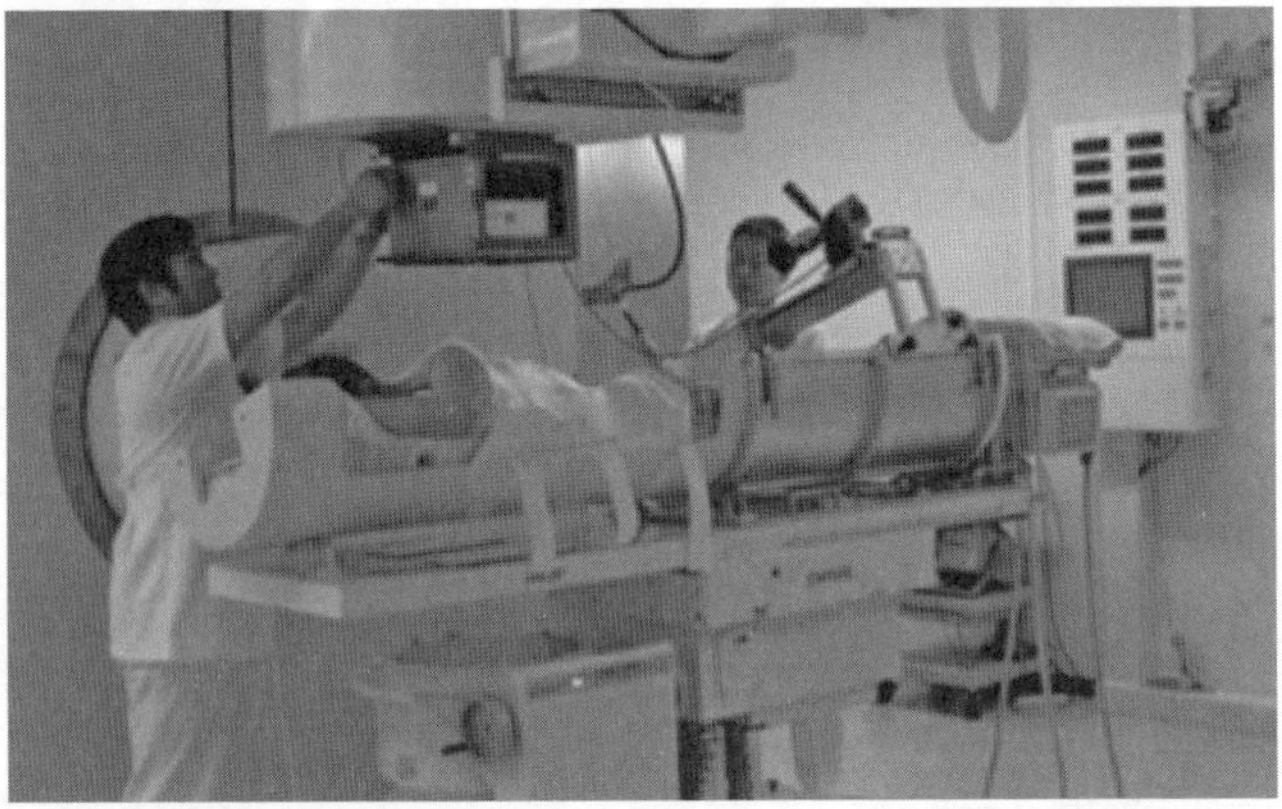

治療室には水平・垂直照射ポートがあり、右図のような照射野形成装置によって、ブロードビーム照射法が行なわれます。

意の形状の穴を作ることができる多葉コリメータを用いています（**図17**＝90ページ）。

ビームは、がんの病巣に形状に合わせて開けられたコリメータの穴のみを通過しますので、周囲の病巣以外の組織に重粒子線が照射されることは、ほぼなくなるわけです。

照射の奥行き方向の到達距離の調節も重要です。重粒子線が病巣の底で最大エネルギーに達しますが、病巣の底の形状に合わせるため、ポリエチレンの板をがんの形状に合わせて削り取った「ボーラス」を使用します（**図17、18、口絵・図5、8**）。

## 高速3次元スキャニング照射

### がん病巣の形に合わせて、塗りつぶすように照射する

加速器から出た粒子線は、非常に細くて急峻なピークです。その細いビームを患者さんのCT検査データにもとづいて作ったリッジフィルタなどの器具で、病巣の形に合わせて広げる必要があります。これを拡大ビームといい、それを病巣に照射する方法をすでに説明した「拡大ビーム照射法」といいます。この照射法には、ポーラスやコリメータを作成しなければなりません。その作成期間の分、治療期間が若干延びるわけですが、放医研病院では治療開始以来、この照射法を利用してきました。

2011年から新たに採用したのが、「スキャニング照射法」というものです。その機能性の高さから、「高速3次元スキャニング照射法」とも呼ばれます（**口絵・図6、9**）。

簡単に、原理を紹介しておきましょう。加速器で光速の約70％まで加速された重粒子線は、ビーム輸送系を経て各治療室に送られます。そこで細いビームを3次元方向に高速で動かし、患者さんのがん病巣の形に合わせて塗りつぶすように照射する方法です。

つまり、一筆書きのように病巣内を隙間なく照射して、がん細胞をやっつけてしまうわけです。

二次元の照射フィールドを何層にも重ねて、順番にがん病巣の形に合わせた照射を行ないます。現在では、パソコンなどで行なわれるようになっている3Dプリンターを思い浮かべていただくと、分かりやすいかもしれません。

この方法ですと、拡大ビーム照射法に比べて線量分布がはるかによくなり、さらに周辺の正常組織への線量をさらに低減できるのが最大の特徴といえるでしょう。加えてボーラスやコリメータのような照射器具を作る必要がなくなりますので、結果的に治療期間を短縮することができます。いずれも患者さんにとっては、大きなメリットになるはずです。

問題がないわけではありません。病巣をスキャニングする方法ですので、患者さんの呼吸によって動く肺や肝臓などの臓器（病巣）の治療が難しくなることです。

これに対して放医研では、世界ではじめて呼吸同期と繰り返しスキャンを組み合わせた高速3次元スキャニング照射法を開発しました。この技術によって、治療適応症例の半数近くにのぼる呼吸性移動を伴うがんに対しても、精度の高い照射が可能になったのです。

高速3次元スキャニング照射法の特徴をまとめると、以下のようになります。

①複雑な形のがん病巣でも楽《らく》に対応できる。

②重要器官への線量低減が容易なので、より短期の照射法が容易になる。

③ボーラス、コリメータが不要である。

④したがって、照射装置が簡便になって維持費が安くなり、準備期間を短縮できる。

スキャニング照射法はいいことずくめのように見えますが、拡大ビーム照射法に比べて、以下のような問題点もあります。

①呼吸で動く病巣には不向き。

②線量分布の計算時間が長くなる。

③病巣辺縁の線量分布のキレが不良。

これらのうち①については、スキャニング照射法にも向いている呼吸同期照射法が開発され、すでに実用化されています。②と③についても、改良が急速に進んでいます。

## ロボットアーム型治療台

図19 ロボットアーム

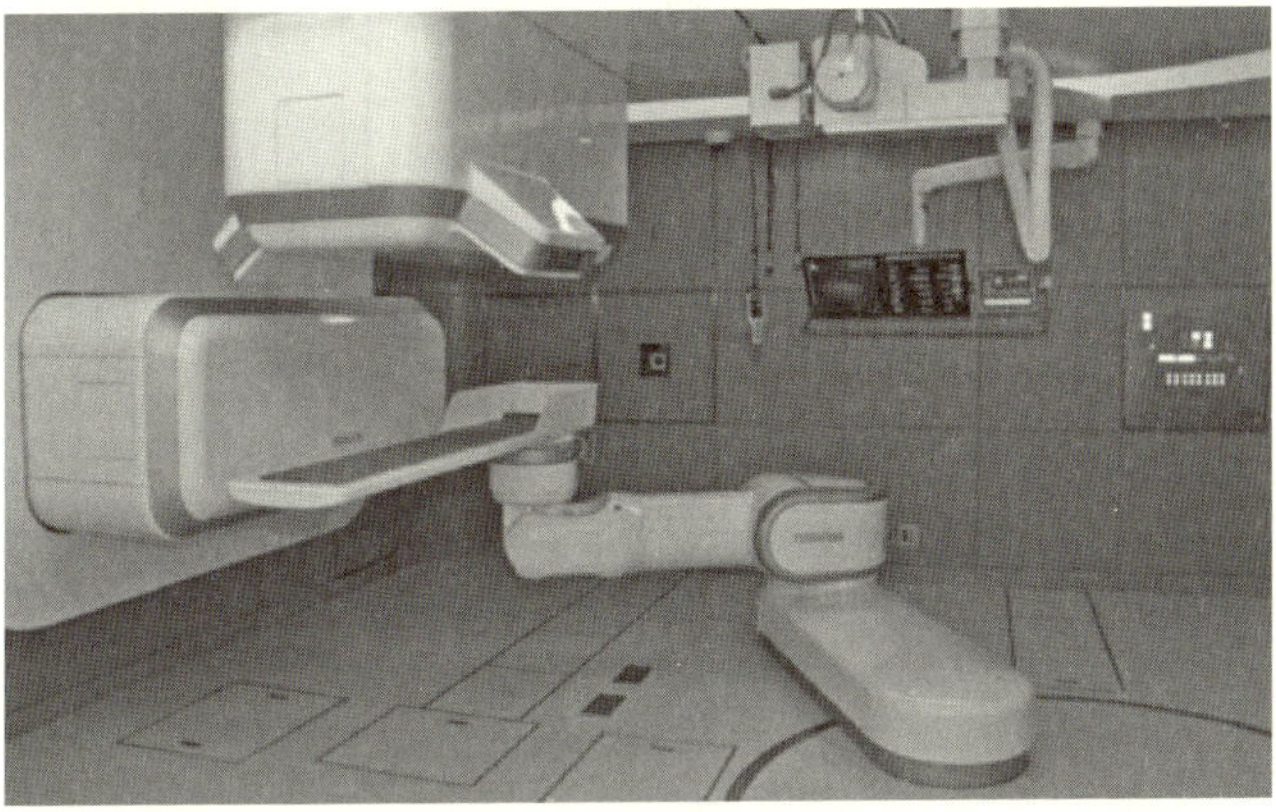

患者さんの治療に使用された治療室。ロボットアームの先につけられた治療天板に患者さんが横たわり、上部または側面から重粒子線照射を受けます（HIMAC第2治療室）。

## 位置決め時間を大幅に短縮することを実現

実際の治療において、照射そのものに要する時間は1～2分程度ですが、ほとんどの時間は患者さんの体位や病巣に対する位置決めに費やされます。これを解決してくれるひとつの技術が、ロボットアーム治療台で、これにより位置決め時間を短縮できるようになりました（**図19**）。

私たちが導入したロボットアーム型治療台は、最大荷重が200キロで、7軸アーム機構による制御が可能になっています。水平方向に大きく移動できる水平多関節型で、関節部を水平方向に移動させることで、治療に関わる医療スタッフの移動スペースが確保できるなど、使い勝手が非常に優れたものです。

治療台をロボットアームで移動させるため、治療台周辺の空間をより広く利用できるようになり、位置決めに要する時間を大幅に短縮できるようになりました。

## 超伝導回転ガントリー

### 患者さんは体を動かさず、ガントリーが回転する

重粒子線治療用の回転ガントリーは直径11メートル、長さ13メートル、重量300トンの大型装置で、炭素イオンビームを任意の角度から患者さんの病巣に照射できるものです。したがって、患者さんは治療台に横たわったままでよく、照射装置が自由に動いてくれるというシステムですが、すでに陽子線治療装置では標準装備されているものです。ちなみに、ハイデルベルグ重粒子線治療施設（ドイツ）の回転ガントリーは、長さ19メートル、重量600トンで、これに比べると私たちのガントリーはかなり小型化されたことが

分かります。

重粒子線は陽子線と比べると質量が大きいため、粒子を照射ポートに導くビームラインの「偏向電磁石」の必要磁場も非常に大きくなります。しかも、搭載される電磁石に必要な磁気剛性が陽子線に比べ約3倍も高いことから、電磁石とそれらの支持構造体が非常に大型となるため、国内ではなかなか実用化されませんでした。

放医研では超伝導電磁石を採用することで装置の小型化に成功し、2017年から治療に用いることになっています。

この回転ガントリーには、以下のような利点があります。

①装置自体が回転するので、従来のように患者さんを傾けることなく、どの角度からも重粒子線を照射することができる。

②脊髄や神経などの重要器官を避けて細かく角度を調節し、多方向から照射することで、腫瘍への線量分布をさらに高めることが可能。

③治療時の患者さんの負担を軽減するだけでなく、治療後の障害や副作用のさらなる低減が期待でき、患者さんにとってより優しい治療が実現できる。

重粒子線治療は、「患者さんには徹底的に優しく、がん病巣には容赦ない攻撃を行なう」治療法ですが、回転ガントリーによりそれがより効果的に行えるようになりました。

私たちは、「がんを治してあげるのだから、患者さんも少しくらいの痛みや辛さを我慢してください」とは考えません。我慢しなくて済むなら、そのほうがずっといいに決まっています。重粒子線治療とは、それを可能にしてくれる治療法なのです。

それでは、私たちの治療室に皆様をご案内することにしましょう。

# 重粒子線治療で、まず知っておいてほしいこと

## これまでのがん治療の常識をひっくり返す

私はこれまでの章で、重粒子線治療の優れたところを紹介してきました。しかし、何事においても万能はありません。重粒子線治療にも限界があることを、お知らせしておく必要があります。

その前にまず、他の療法では治療が難しかった難治性のがんに、重粒子線治療が効果あることが治験結果から明らかになっている点を、お伝えしておきたいと思います。

繰り返しになりますが、重粒子線治療の特徴を、いくつか列記します。

①治療に伴う副作用が小さい。
②多くの部位で機能温存治療が容易。
③身体への負担が少なく、高齢者にもやさしい治療。
④進行がんでも局所限局性であれば高い制御が期待できる。

⑤エックス線が効きにくい組織型のがんにも有効性が期待できる。
⑥治療時間が短いため、社会復帰に要する時間が短い。
⑦副作用が軽微なので、他の治療法との併用が容易。
この特徴だけでも、これまでのがん治療の常識を超えた治療法であることがご理解いただけると思います。

**図20**は、重粒子線治療の効果が期待されるがんの部位を示したものです。

第2章で紹介しましたが、放医研で治療を行なった部位別がんの患者数は、「前立腺」「骨・軟部」「頭頸部」「肺」の4部位で5割以上を占め、次いで「膵臓」「肝臓」「直腸の手術後再発」「子宮」などが続いています。これらが、重粒子線治療が大きな成果をあげる部位のがんといっていいでしょう。

一方、胃や腸などのように管腔臓器は、壁が薄くて不規則な蠕動《ぜんどう》を繰り返す臓器ですので、エックス線治療の対象にはなりませんが、重粒子線も同様です。胃や腸の粘膜は放射線に弱いので照射すると潰瘍《かいよう》ができたり、壁が薄いので穿孔《せんこう》（管に穴が開く）したりする恐れがあるからです。したがって消化管が接近している胆嚢《たんのう》や胆管のがんも、重粒子線治療が難しい部位といえます。

## 図20　重粒子線治療の効果が期待されるがんの部位

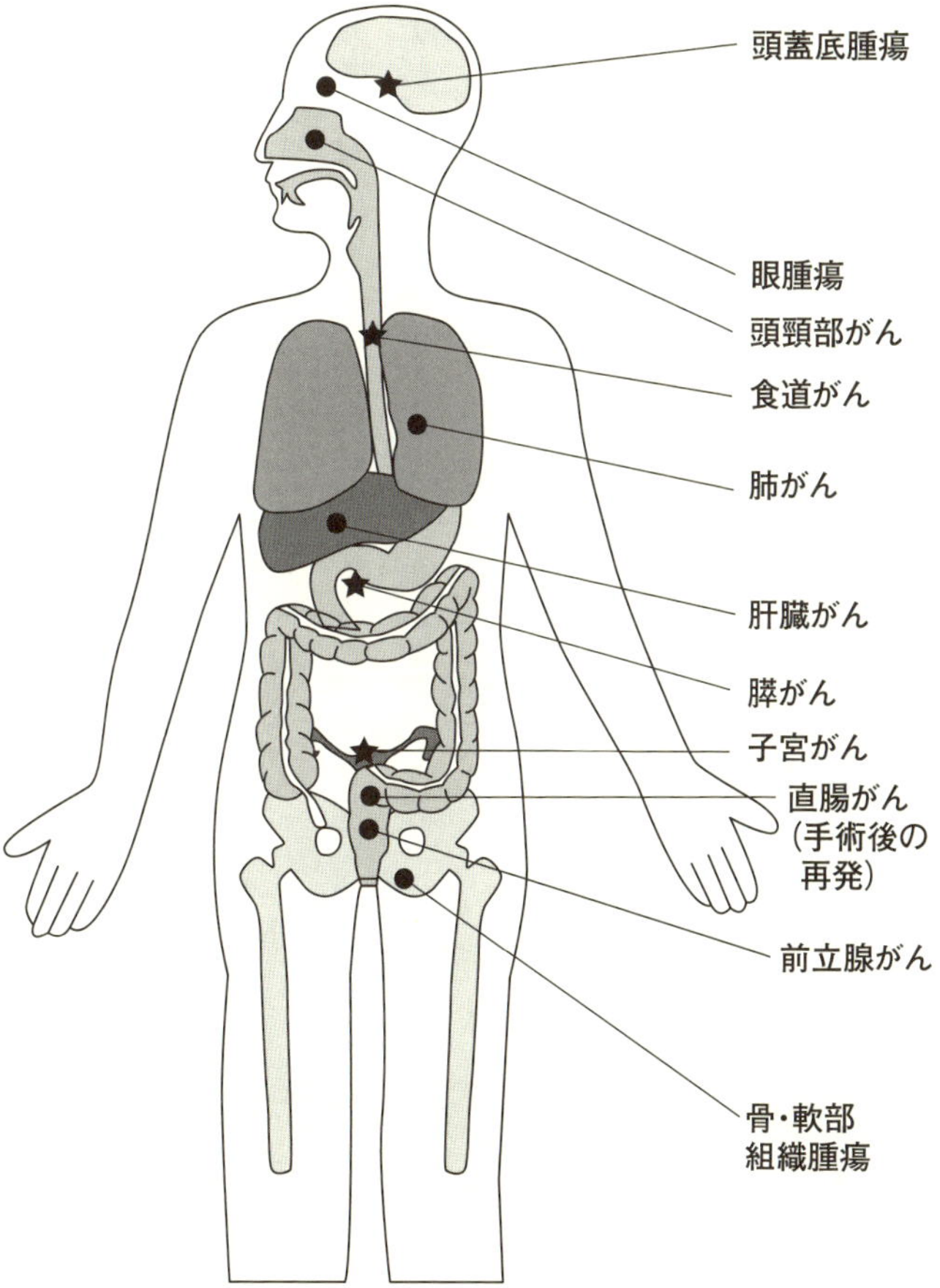

## 残念ながら、重粒子線治療が適用されないケースもある

私たちはどこの部位のがんであろうと、重粒子線治療を求めている患者さんであればすべて迎え入れたいのが本音です。しかし、重粒子線治療も万能ではありませんので、すべての患者さんを受け入れるわけにはいきません。

前項でも触れましたが、重粒子線治療が適応されない疾患例は以下の通りです。

①胃がん、大腸がんなど、蠕動運動を伴う管腔臓器の疾患。
②白血病、リンパ腫など、全身に広がるタイプのがん。
③全身に転移してしまったがん。
④すでに他の良好な治療法が確立しているがん。

重粒子線治療は、あくまでも「局所療法」のひとつですので、当然、限界はあります。全身に広がった白血病は手術療法も放射線療法も効果がなく、薬物（抗がん剤）療法で対処するしかありません。転移がんの判断はなかなか難しいところで、私もいつも頭を悩ませています。すでに広く転移したがんを個々に重粒子線で治療することは、原則として行なわないことになっています。ただ、がんの種類によっては、たとえ転移があ

っても原発部位を治療することでＱＯＬや生命予後の改善が期待できる場合や、幸い転移が1カ所だけの場合などには、治療の限界や意義をご理解いただくことを条件に、受け入れることがあります。

私としては、ぜひ転移がない段階で、重粒子治療を受けることを検討してほしいと願うばかりです。

これらに加えて以下のような適応条件もありますので、ご注意ください。

①患者さん自身が、がんであることを認識していること。

②治療対象になっている部位が、過去に高線量で、または何回も放射線治療を受けたことがないこと。

③年齢制限の部位があること。

何やら面倒臭そうな条件と思われるかもしれませんが、これも適確な治療をするためですので、どうかご理解ください。

重粒子線治療は、患者さんを中心に医師、看護士、放射線技師などが協力して行なうチーム医療です。治療を成功させるには、患者さんががんであることを認識し、「治癒に向けて頑張るぞ」という強い意志がどうしても必要です。昔はご家族から、「本人にはがんであることを伏せてください」と要望されることもありましたが、最近はさすがにそういったことは少なくなっています。

以前に根治線量として放射線治療を受けた部位は、重粒子線治療が不向きなことが少なくありません。放射線治療を受けた部位に重粒子線を重ねて照射した場合には、重《じゅう》篤《とく》な副作用を引き起こす恐れがあるからです。これは、患者さんの安全を守るためのルールだとご理解ください。ただし、以前受けた線量が低い場合や、頭頸部がんなどで粘膜潰瘍の恐れが小さい場合などでは治療対象になることもあります。

がんは基本的に高齢者に多い病気ですので、先進医療では年齢の上限はありません。しかし、臨床試験の場合は年齢制限がある部位もありますので、ご注意ください。

もし不明なことがあれば、放射線医学総合研究所病院（2016年名称変更。旧・重粒子医科学センター病院）か、巻末の273~275ページで紹介する施設に電話などでお問い合わせください。現在、重粒子線治療は先進医療と認められていますが、対象条件は医学的・倫理的見地から設定されています。条件に当てはまらない場合は、患者さんの強いご希望があっても治療を行なえないことがあります。

# 患者さんの希望を優先する重粒子線治療

## 照射までの準備こそが治療の基本

さあ、いよいよ治療のスタートです。重粒子線治療の主な流れを簡単に説明しておきましょう。

### ●受付：初診時は予約制なので要注意

放射線医学総合研究所病院をはじめとする重粒子線治療病院は予約制になっていますので、事前に病院に連絡して、来院する日時を決めてください。がんの部位によって担当医が異なりますので、その医師の外来担当日のチェックも忘れないようにしましょう。

受付に持参するものは、「かかりつけ医の紹介状」「診断画像（たとえばエックス線CT、MRI、PETなどの写真）」「生化学検査データ」「健康保険証」です。

特に紹介状は重要ですが、もし書いてもらえない場合は、やむを得ませんので重粒子治療施設に直接相談してみてください。

## ●問診：重粒子線治療の説明を受けるので、聞き漏らさないように

まず外来看護師が、患者さんの健康状態や病状について質問します。次いで外来の医師が重粒子線治療について詳しい説明を行ないます。これまでの治療実績とか文献にもとづき、どういった治療効果が期待できるか、副作用があるかなどについてお伝えします。このとき、質問があれば遠慮なくしてください。がんの部位や進行状態がありますので、患者さんのすべての希望に応えられるとは限りませんが、「こうしてほしい」ということがあれば、遠慮なく伝えましょう。

放医研病院の医師たちは患者さんから、「さっくばらんで、とても話しやすい」という評価を受けているようです。医師は高度の技術を持つ専門家であるとともに、患者さんを包み込むような人間性が必要だと思います。その第一歩は、「患者さんの話をよく聞く」ことなのです。したがって医師の説明を黙って聞いているだけでなく、ぜひ医師と対話をしましょう。患者さんの本音を知れば、それは治療にも反映されるはずです。

## ●医師による診察：重粒子線治療の適・不適を判断

担当医師は患者さんの全身状態、同意能力の有無、病状などをチェックします。できるだけ病気の経過が分かるような紹介状、CTやMRIなどの診断画像、病理組織報告書を持参してください。前立腺がんや骨軟部腫瘍など、疾患によっては病理組織標本の拝借を担当医師から主治医にお願いし、病理診断の再確認を行ないます。

これらを経て、担当医師はこの患者さんに重粒子線治療が適当か否かを判断します。たとえば病巣が15センチ以上ある場合、全身に転移が広がっている場合などは基本的に不適となります。また、重粒子線治療より他の療法のほうが患者さんにとって利益がある場合には、その旨を伝えることになります。たとえ不適になったとしても、患者さんが希望する場合には、他の病院への便宜を図ることもあります。

適応と判断された場合にはキャンサーボードにかけられ、そこで適応について最終判断が下されます。

## ●入院：外来でもOKの場合が多いが、入院治療もある

多くの場合、重粒子線治療そのものは患者さんへの負担が軽いので、外来（通院）で

受けられます。しかし、遠方からきた患者さんとか、検査や治療そのものをスムーズにするため、入院治療も可能です。もちろん、入院期間はがんの部位によって**図21**のように異なってきます。

ある患者さんは、「入院中は本当にやることがなくて困った」と感想を述べていました。確かに重粒子線治療は、入院期間中に照射以外にやるべきことがありません。その患者さんは、「パソコンを本格的に勉強し、おかげで相当の腕前になりましたよ」と自慢していました。中には、忙しいビジネスマンがちょっとした骨休みになったこともあります。がんの治療だけに、「骨休み」という表現は不適当かもしれませんが、疾患によってはそんな余裕のある入院生活になります。

立場の違う同室の人とのコミュニケーションを心から楽しんでいる人も、少なくありません。退院後も連絡を取り合ったりもしているようです。入院しても、「がん一辺倒」ではない生活を提供できるのが、重粒子線治療の大きな魅力ともいえます。

## ●検査：全身とがんの状態を詳細にチェック

治療前の準備段階には、治療に影響のあるような異常がないか、全身状態が治療に耐

## 図21　照射回数と照射期間

| No. | 対象部位 | 照射回数 | 照射期間 |
|---|---|---|---|
| 1 | 頭蓋底・傍頸髄腫瘍 | 16 | 4週間 |
| 2 | 頭頸部腫瘍 | 16 | 4週間 |
| 3 | 非小細胞肺がん<br>●肺野末梢型<br>●肺門・肺門近接型<br>●肺門・縦隔リンパ節転移型 | <br>1または4<br>9<br>12 | <br>1週間<br>3週間<br>3週間 |
| 4 | 肝細胞がん | 2または4 | 1週間 |
| 5 | 前立腺がん | 12 | 5週間 |
| 6 | 骨・軟部腫瘍 | 16 | 4週間 |
| 7 | 直腸がん術後再発 | 16 | 4週間 |
| 8 | 子宮がん | 20 | 5週間 |
| 9 | 膵がん<br>●術前<br>●局所進行（切除非適応） | <br>8<br>12 | <br>2週間<br>3週間 |

参考資料：（独）放射線医学総合研究所パンフレット「重イオン治療プロトコールにおける適応疾患について」（肝臓がんは高度先進医療の照射回数と期間を示します）

えられるかどうかを判断するために、一般的な検査を行ないます。

同時に、がんについてのチェックです。部位によって異なりますが、CT、MRI、PETなどにより、がんの正確な位置、大きさ、転移の有無とか範囲を調べます。

紹介状とともにこれらの診断画像を提出してもらっている場合が多いので、その際はこれらの検査は省略できます。しかし、重粒子線治療においては病巣を正確に集中的に照射しますので、病巣の位置と範囲について最新の情報がない場合は、再検査が必要になることもあります。

### ●診断＋説明と同意：治療方針を決めて、患者さんの同意を得る

検査結果などにもとづき、どの臓器に、どんな性質のがんが発生しているか、進行度はどのくらいかなどの診断が下されます。患者さんには診断結果とこれから起こる可能性のある病状の変化、治療方針などを説明します。

患者さんの知識レベルに応じて、医師はできるだけ分かりやすい説明を心がけていま す。これがインフォームド・コンセントです。その主な内容は、「重粒子線治療について」「あなたの病気と治療法について」「実際の重粒子線照射について」「予想される効

果と副作用について」「治療後について」「プライバシーの保護について」「費用支払いについて」「文書による同意と撤回について」などです。

「すべて担当医にお任せ」という姿勢は、患者さん自身にとって決していいことではありません。重粒子線治療に関する情報は、放医研や医用原子力技術研究振興財団のホームページ（http://www.antm.or.jp）、書籍、案内パンフレットなどで事前に身につけておくことをおすすめします。

医師も人間です。重粒子線治療を成功させるためにも、医師と患者さんの良好なコミュニケーションは不可欠です。

## ●固定具の製作：患者さんの体に合わせて作る

治療時に患者さんが楽な姿勢を保ちながら、重粒子線を病巣に正確に照射するため、固定具を作ります。患者さんの体を動かないようにして、重粒子線を病巣だけに正確に照射するため必須の器具です（**口絵・図7**）。

所用時間は20分～1時間くらいです。

## ●治療計画用ＣＴ撮像：治療計画作成のための基本データ

実際に治療を受ける姿勢でＣＴ検査を行ない、病巣周囲の断層画像を撮影します。この画像が重粒子線治療の基本データとなります。

その手順は、以下のようになります。

①ＣＴ寝台の上で治療を受ける姿勢を取り、固定具を付けます。

②固定具の上に、ＣＴ検査を行なう中心点の印をつけます（マーキング）。

③ＣＴ画像を撮影します。撮影中は息を止める必要はありません。

④位置合わせのために、正面・側面の照合写真を撮影することがあります。

このＣＴ撮像には、約20分かかります。場合によっては同様の手順でＭＲＩ検査を行なうこともあります。

## ●治療計画：照射条件を決定する

次に、重粒子線治療の具体的な照射条件を決めるための治療計画を立てます。診断画像を参照しながら、ＣＴ画像上で、患者さんに照射する放射線量や照射範囲、照射方向などを決定する、非常に重要な作業です。

診断用に撮影したMRIやPET画像を参考に、治療計画用CT画像上にがんの浸潤範囲と正常な部分との境界、周辺にある重要臓器との境界を立体的に描き出します。そのうえで、照射するビームの数や方向を決めていきます。こうした治療計画は、担当医だけでなく複数の医師で慎重に検討されるとともに、医学物理士や技術者がこれらの作業に加わることになります。

## ●治療計画カンファレンス：治療に参加するすべてのスタッフによる協議

患者さんの治療については、どこの病院でも治療計画が立てられ、担当医（主治医）をはじめ他の医師、医学物理士、診療放射線技師、看護師などがカンファレンスに加わり、治療方針に問題がないかどうかを検討します。これは重粒子線治療でも変わりません。**図22**（114ページ）のような大型スクリーンに、患者さんの病気の経過、画像情報、治療計画情報が表示され、関係者全員が参加して討議が行なわれます。

## ●照射：1日1回の照射が基本

前記のようないくつかのステップを踏み、照射リハーサルを経て、ようやく照射とい

図22　スタッフによる治療会議

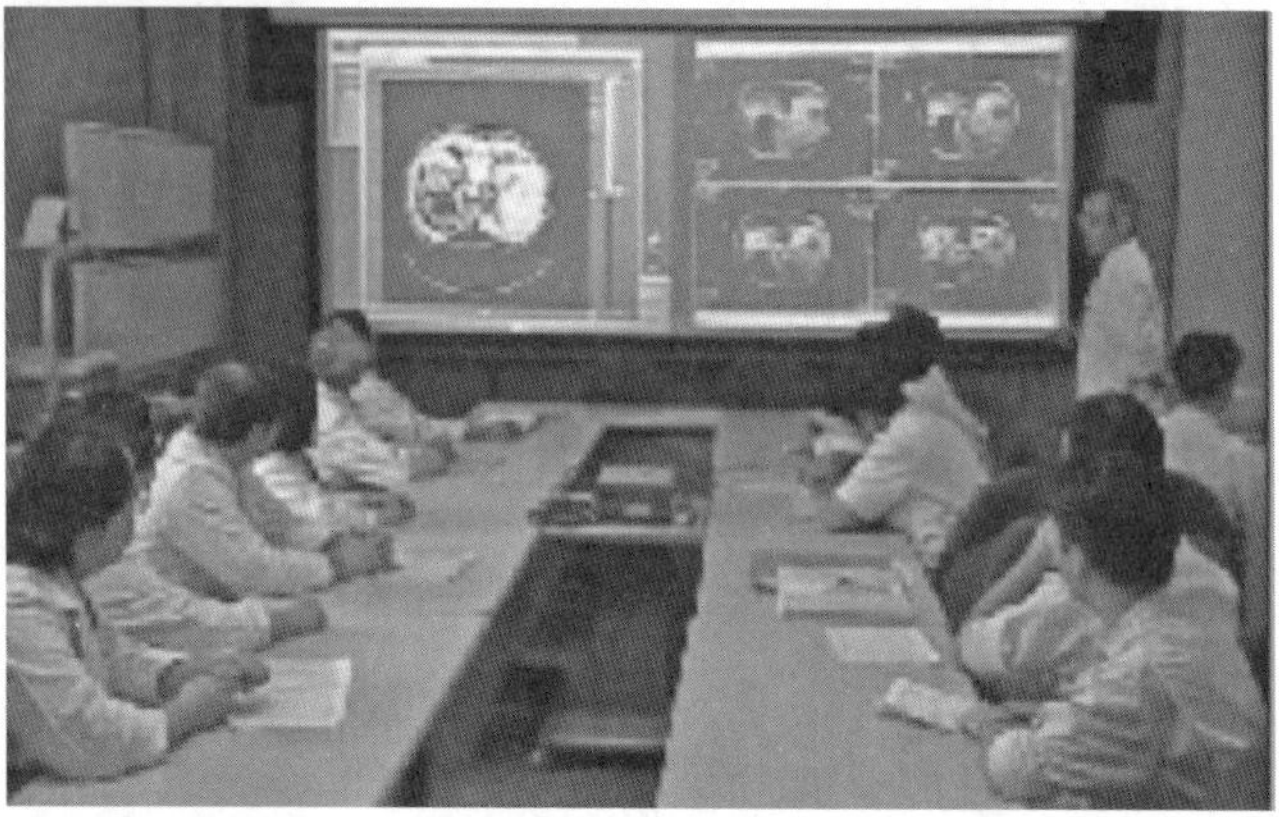

うことになります。

随分とたくさんの過程を踏むものだと思われるかもしれませんが、これも患者さんの病巣をあくまでも安全・確実に治療するためです。

治療室における照射は、以下のような手順で行なわれます（**図23**）。

①重粒子線治療で重要なポイントは、正確に照準を合わせることです。そこで治療前に毎回、位置合わせを行ないます。そのため、患者さんは固定具を付けて治療台の上に横になり、正面・側面のエックス線透視、およびエックス線撮影が行われます。位置合わせには5～10分かかります。

図23　照射

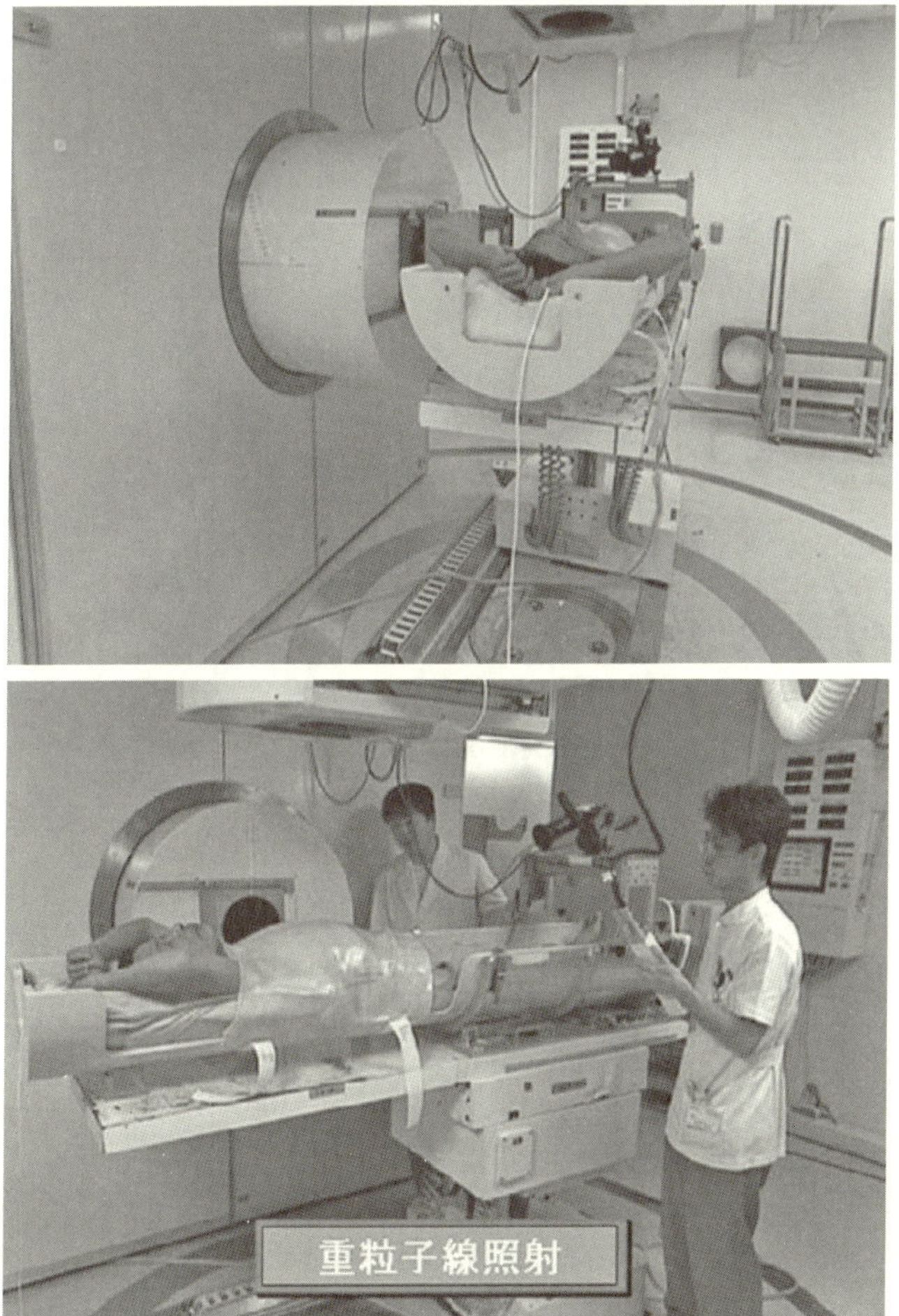

②実際の照射は2、3分で終了します。照射回数は、それぞれのプロトコール（図21）によって決められています。

③肺や肝臓など、照射の対象となる臓器が呼吸により動く場合に、呼吸同期照射法が用いられます。これは、呼吸位相のある部分に同期して照射する技術で、日本で開発されました。体の表面に取り付けられた発光ダイオードの動きや圧力センサーからの信号によって、照射のタイミングを決めるというものです。

**●退院後：アフターケアが大事**

照射治療中には、定期的な診察が欠かせません。治療部位により異なりますが、口腔粘膜炎や皮膚炎、あるいは消化器症状など急性期反応が起きることがありますので、それに適切に対処するためです。問題にならないことがほとんどですが、時に投薬などが必要なこともありますので、定期的な観察が大事です。

治療終了後は、定期検査を受けることになりますが、これは主治医の指示に従ってください。

# 第4章

# 重粒子線は、治療が難しいがんにも立ち向かう

# 他の治療法が難しいがんでも、あきらめないで！

## 重粒子線で、治療成績は著明に向上

第1章から3章までは主として、重粒子線と治療法の特徴について説明してきました。第4章では、具体的な治療に目を向けていきたいと思います。

第3章で書きましたように、重粒子線治療も万能ではありません。効果の期待できるがんがある一方、組織型や部位によっては適応できないがんもありますし、治療後に再発の可能性もあります。難治性のがんに対して大いに期待できると同時に、限界もあるということです。

重粒子線治療の特徴についてはすでに説明しましたが、優れた線量集中性と高い細胞致死効果を有しているため、適応疾患を適切に選べば、局所制御（照射部位に対する効果）とともに生存率を向上させることができます。放医研病院では、これまで線量増加試験を行った結果、多くの部位でおおむね80～90％という良好な局所制御率が得られるようになりました。照射部位が治っても遠隔転移で亡くなることもありますので、生存率は局所制御率よりも低くなるのが普通なのですが、それでも他の治療法に比較して良好な成績が得られています。

たとえば、重粒子線治療症例としては一番多い前立腺がんの5年生存率は、中・高リスクの場合、エックス線療法に比べて10〜15%上回っています。肝細胞がん（単発性）や直腸がん（術後骨盤内再発）の生存率は、手術と同等かそれ以上に良好な成績です。骨・軟部腫瘍は、そもそも手術ができない症例を適応としていますが、先進医療会議でその有効性が認められ、2016年から保険収載になりました。膵がんは超難治がんの代表ですが、手術不適となると5年生存者はほとんどゼロ近くになりますので、治療後せいぜい2年時点の比較になります。それが重粒子線治療においては、抗がん剤と組み合わせることにより、2年生存率は約50%と良好な成績が得られました。また、頭頸部がん（目を含む）や頭蓋底腫瘍、肺がんなども、期待通りの治療成績が得られています。

## エックス線が効きにくい腺がん系、肉腫系にも有効な重粒子線治療

がんとは自分自身の組織が無目的性に異常増殖したものですが、その組織型は大きく

3つに分けられます。

1つ目は、体の表面を覆《おお》っている皮膚や粘膜から発生する「上皮性腫瘍《じょうひせい》」で、これはさらに扁平上皮がん、腺がん、未分化がんに分けられます。2つ目は「非上皮性腫瘍」といって、体を支える骨や筋肉、血管、繊維、脂肪などから発生した腫瘍です。そして3つ目が「その他の腫瘍」で、この中には造血器腫瘍（白血病、悪性リンパ腫）、神経系腫瘍（脳腫瘍など）、およびメラニン色素産生細胞の腫瘍（悪性黒色腫《こくしょくしゅ》）などがあります。

これらのうち最も多いのは、上皮性腫瘍の1つである「扁平上皮がん」で、口やのど、食道、肺、子宮頚部《けいぶ》などに発生し、転移するときは主にリンパ管を経て広がります。上皮性腫瘍の中には分泌物を出す腺組織から発生する「腺がん」もあります。これは消化管、肺、子宮体部、乳房、前立腺、膵臓などから発生し、転移するときは主に血管を経て広がるという性質があります。

次項から詳しく紹介しますが、一般の放射線治療は、腺がん系や肉腫系のがんには効きにくいとされてきました。この場合の放射線とは、エックス線を指します。同じ放射線でも、重粒子線治療は多数の臨床データから、発生部位を問わず腺がん系のがんや肉腫系腫瘍（骨・軟部肉腫）、悪性黒色腫などに大きな治療効果のあることが明らかになっています。特に肉腫系腫瘍は、手術によって病巣とその周辺を切除するのが一般的ですが、重粒子線治療の場合はそのような切除を行なう必要がありませんので、患者さんはその後のQOL（生活の質）を保つことができます。照射部位によって皮膚や周辺臓器に有害反応（副作用）が生じますが、多くは軽微で、QOLに致命的な障害にはならないでしょう。

## 重篤な有害反応（副作用）は認められない

放射線治療による有害反応には、全身的なものとして、「体の倦怠感《けんたい》」「食欲減退」「嘔吐《おうと》」などの他、「白血球」や「血小板」の減少、赤血球の減少（貧血）などが起こります。照射部位だけに起きるものとしては、照射された範囲内にある「臓器」や「器官」の機能低下がさまざまな程度で出現します。異なった治療法の優劣を評価するためには、副作用の程度を客観的に評価する必要があります。そのため国際的な取り決めがありますので、私たちはそれを用いて治療成績を評価し、内外に報告しています。

日本での重粒子線治療は、1994年から放医研で開始されました。第3章までで解説してきましたように、重粒子線はがん病巣に集中的に照射できますので、周辺の臓器や組織の損傷を少なくすることが可能です。しかし初期の頃は、まったくの未経験でしたので、どのくらいの量を、どのくらいの期間をかけて、どのように照射すればいいかよく分かりませんでした。そこで、線量を徐々に増加させる「第Ⅰ／Ⅱ相試験」を行なったのですが、その過程で、高線量で治療した患者さんの一部から重篤な副作用が出現したのです。もちろん、それについては直ちに原因を究明し、その後の臨床研究で安全線量が決められ、照射法の改善が行なわれた結果、今では同様の副作用はほとんど認められなくなりました。ただし、副作用が完全になくなったわけではありません。これについては、照射部位により異なりますので、次の各論で触れることにします。

重粒子線は「がん治療に適した性質」を有しています。しかし、これはいわば「諸刃《もろは》の剣《つるぎ》」であり、私たちがその特性を引き出して、上手に使いこなさなければなりません。これはいわば、才能を開花させるための「英才教育」に通じるところがあるかもしれません。

以下、主な疾患について重粒子線治療の実際を紹介していきます。

# 前立腺がん

## 男性に急増中のがん、重粒子線治療がきわめて有効

### 早期がんのうちに発見し、適切な治療を！

第1章の**図1**でも紹介しましたが、前立腺がんの罹患数は2000年以降、急増しています。10万人当たりの罹患数・死亡者数を見たのが**図24、25**（124ページ）です。前立腺がんは近い将来、男性の罹患数の中でトップになると予測されていますが、救いは死亡者数がそれほど増えてはいないことです。これはさまざまな治療法が進歩した成果といえるでしょう。

前立腺は前立腺液を作りますが、これは精管からの精液と混じり射精時に尿道口部に放出されます。前立腺は射精時の筋収縮とともに、排尿にも関わる機能を持っています。

前立腺がんは前立腺の細胞が正常な細胞増殖機能を失い、無秩序に自己増殖することによって発生します。その原因は解明されてはいませんが、遺伝子の異常や食生活が影響していると考えられています。独立行政法人国立がん研究センターによると、がんの地域

日本の最新がん統計まとめ

・2014年にがんで死亡した人は368,103例（男性218,397例、女性149,706例）

・2012年に新たに診断されたがん（罹患全国推計値）は865,238例（男性503,970例、女性361,268例）。

## 図24　2014年の死亡数が多い部位

| | 1位 | 2位 | 3位 | 4位 | 5位 | |
|---|---|---|---|---|---|---|
| 男性 | 肺 | 胃 | 大腸 | 肝臓 | 膵臓 | 大腸を結腸と直腸に分けた場合、結腸4位、直腸7位 |
| 女性 | 大腸 | 肺 | 胃 | 膵臓 | 乳房 | 大腸を結腸と直腸に分けた場合、結腸2位、直腸9位 |
| 男女計 | 肺 | 大腸 | 胃 | 膵臓 | 肝臓 | 大腸を結腸と直腸に分けた場合、結腸3位、直腸7位 |

出所：人口動態統計によるがん死亡データ（エクセルのnumberシートを参照）

## 図25　2012年の罹患数(全国推計値)が多い部位

| | 1位 | 2位 | 3位 | 4位 | 5位 | |
|---|---|---|---|---|---|---|
| 男性 | 胃 | 大腸 | 肺 | 前立腺 | 肝臓 | 大腸を結腸と直腸に分けた場合、結腸4位、直腸5位 |
| 女性 | 乳房 | 大腸 | 胃 | 肺 | 子宮 | 大腸を結腸と直腸に分けた場合、結腸3位、直腸7位 |
| 男女計 | 大腸 | 胃 | 肺 | 乳房 | 前立腺 | 大腸を結腸と直腸に分けた場合、結腸3位、直腸6位 |

出所：地域がん登録全国推計によるがん罹患データ（エクセルのnumberシートを参照）

分布は、たとえば胃がんは男女ともに日本海側に集中し、乳がんは北関東、中国・四国地方に多いという特徴がありますが、前立腺がんにそのような地域の偏りはありません。

また、年齢分布を見ると、**図26**（126ページ）のように、前立腺がんは60歳以上の男性の罹患率が、きわめて高いことが分かります。このように前立腺がんは、加齢とともに多くなる代表格ですが、早期に発見されれば治癒《ちゆ》率は高いので、胃がんや肺がんに比べると予後良好ながんといえます。最近は前立腺特異抗原（腫瘍マーカーのPSA）による診断が普及し、自覚症状のない早期がんでも発見できるようになりました。医師が肛門から指を入れて行なう直腸診では、早期がんを発見することが難しかったのですが、PSA測定は精度の高い検査法で、今では世界中で実施されています。

PSA値が陽性の場合は、二次検査としてMRI画像検査、超音波検査などを行ないます。

早期であれば治癒の可能性が高いがんですが、進行すると主に骨に転移しますので、油断は禁物です（**口絵・図12**）。

治療法としては、「手術療法」「放射線療法」「ホルモン（内分泌）療法」をそれぞれ単独で、あるいはこれらを組み合わせる方法が一般的です。高齢者なら病状を監視しな

## 図26　年齢部位別がん罹患者数割合（40歳以上）

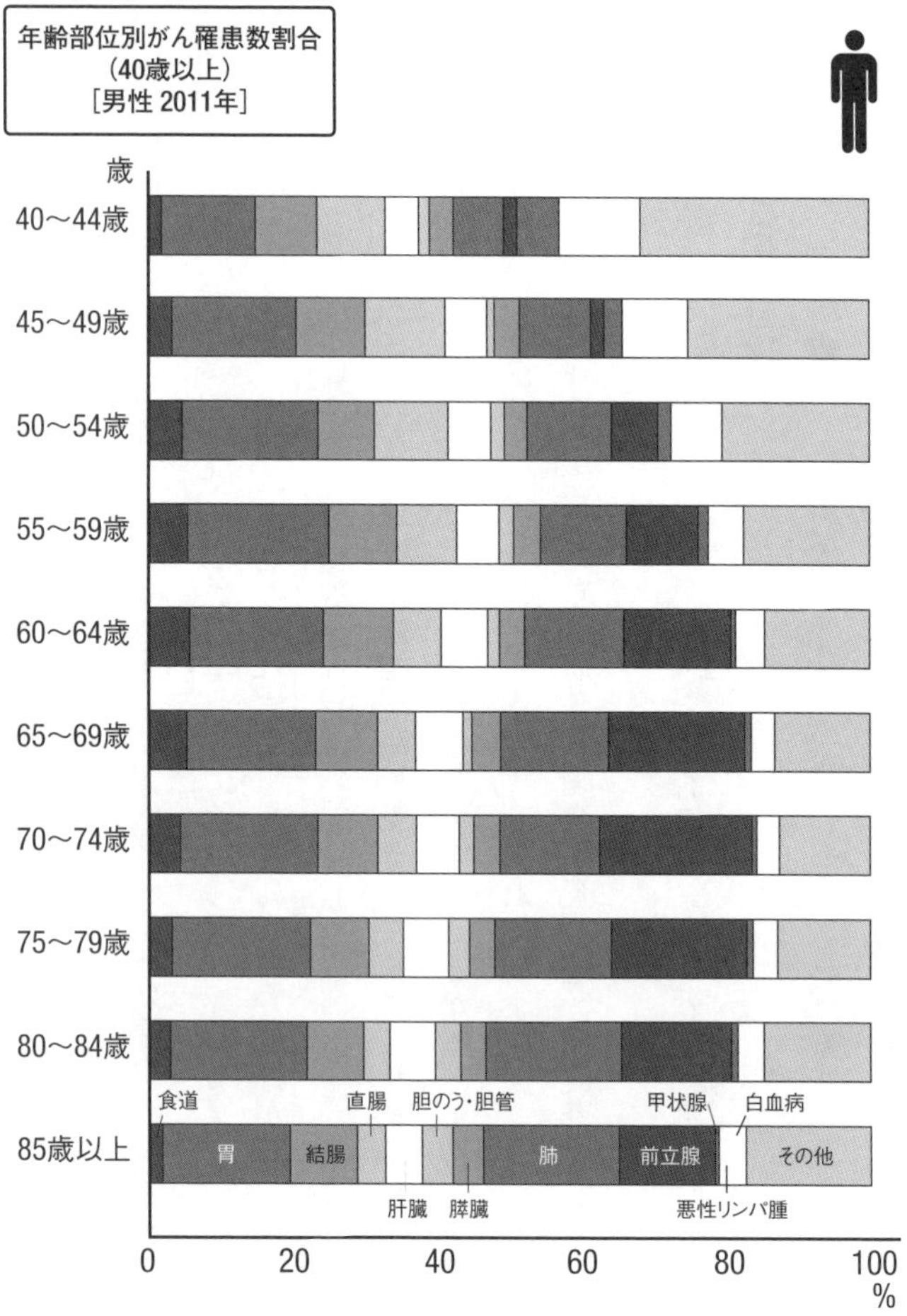


出所：国立がん研究センターがん対策情報センター

がら様子を見る「PSA監視療法（待機療法）」も可能です。手術療法は、以前は前立腺と隣接する精嚢《せいのう》をすべて摘出する根治的前立腺全摘除術が主流でした。最近は、アメリカで開発された内視鏡手術支援ロボット（ダ・ヴィンチ）が、身体への負担が少ない治療機器として全世界に普及し、わが国でも2012年4月から健康保険の対象となっています。

手術療法の副作用としては尿失禁、性機能（勃起、射精）障害があります。ただし、がんの状態によっては、勃起に関わる神経を温存することも可能になりました。

一方、放射線療法の副作用としては、直腸または膀胱・尿道の障害が主なものです。これをいかにして軽減するかが大きな課題で、重粒子線が期待される所以《ゆえん》です。

前立腺がんは一般に、進行がゆっくりしていて、細胞分裂が盛んではないという特徴があります。前にも書きました通り、こういった腫瘍は放射線治療が効きにくいとされています。しかし最近は、強度変調治療法（IMRT）などの進歩により、放射線でも安全に高線量を照射することが可能になりました。その点、重粒子線治療は副作用や治療効果の点で、その上をいくと期待されています。それは、なぜでしょうか。

**図27　前立腺は重要臓器にはさまれている**

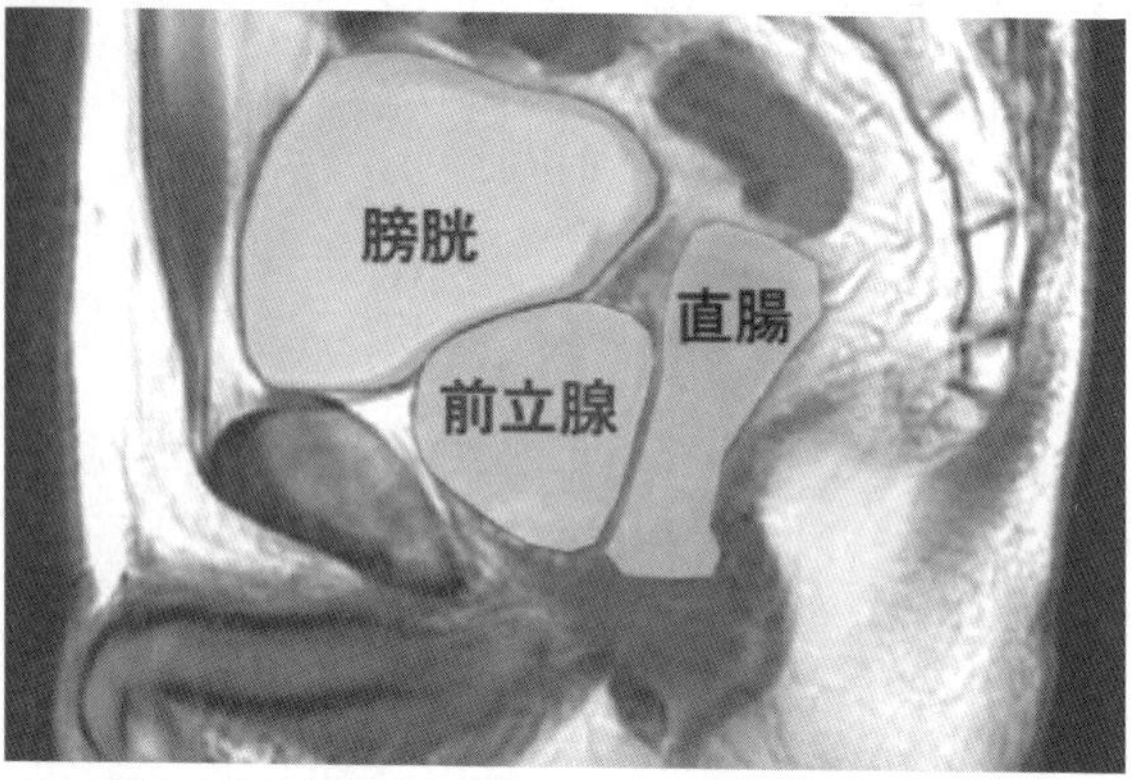


出所：医用原子力技術研究振興財団

## 副作用を軽減する照射法が確立されている

**図27**をご覧ください。前立腺の位置を示したものですが、上から前にかけて膀胱があり、後ろには直腸といった重要な臓器があることが分かります。副作用を避けるためには、これら周辺臓器にダメージを与えないようにしなければなりません。その点、重粒子線は線量集中性が高いので、ダメージを最小限に抑えることができます（**口絵・図3、4**）。もう1つ、前記しましたが、重粒子線は前立腺がんのようにあまり細胞分裂が盛んではない前立腺の細胞に対しても有効であるということです。しかも、重

粒子線は短期間の治療が可能であるというおまけも付くのです。

治療に際しては、重要なポイントが2つあります。

①副作用を最小限に抑えるため、重粒子線の集中性の高さを活用できるような治療計画を立て、それを高精度で実現する。

②再発のリスクを少なくするため、がん細胞に対し適性かつ十分な線量を正確に照射する。さらに進行度に合わせて「ホルモン療法」も併用し、骨転移などの再発リスクを少なくする。

## 高リスクの患者さんに有効

前立腺がんの治療法は、予後を示す指標であるリスク分類により決められます。これは、PSA値、グリソンスコア（組織学的な悪性度を示したもの）、および臨床病期（主に原発巣についての進行度）の3つの因子を組み合わせて、低、中、高リスクの3つのグループに分けたものです。

**図28**（130ページ）に、リスク別治療方針を示しました。

低リスクと判定された患者さんは重粒子線単独で治療、中リスクの患者さんは重粒子

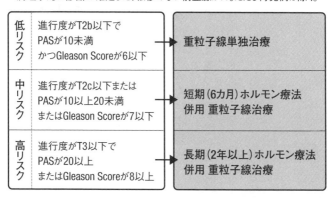

## 図28　適応基準とリスク分類ごとの治療方法

病理学的に診断の確定した、転移のない前立腺がん。ただし再発例は除く。

| | | |
|---|---|---|
| 低リスク | 進行度がT2b以下で<br>PASが10未満<br>かつGleason Scoreが6以下 | → 重粒子線単独治療 |
| 中リスク | 進行度がT2c以下または<br>PASが10以上20未満<br>またはGleason Scoreが7以下 | → 短期（6カ月）ホルモン療法併用 重粒子線治療 |
| 高リスク | 進行度がT3以下で<br>PASが20以上<br>またはGleason Scoreが8以上 | → 長期（2年以上）ホルモン療法併用 重粒子線治療 |

線と短期（6カ月）ホルモン療法の併用、そして高リスクの患者さんは重粒子線と長期（2年以上）ホルモン療法の併用というように、リスクに応じて異なった治療が行なわれます。重粒子線は特に高リスクの患者さんに有効のようですが、これについてはあとで述べることにします。

前立腺がんに対する重粒子線治療は、当初は5週間20回照射でしたが、その後4週間16回となり、今では、「3週間12回照射」に短縮されています。通常の放射線治療の治療期間は8週間前後ですので、重粒子線治療はその約2分の1以下ということになります。しかも治療期間の減少に伴い、副作用の減少にもつながるという結果になっ

## 図29　前立腺がんの放射線治療後の遅発性の有害反応

| 治療法 | 報告 | 総線量／回数 | 患者数（総数） | 遅発性の有害反応（2度以上） | |
|---|---|---|---|---|---|
| | | | | 直腸 | 尿道・膀胱 |
| 3次元原体照射法 | 米国（RTOG） | 68-79Gy/38-41回 | 394 | 7-26% | 18-29% |
| 強度変調照射法（IMRT） | 2施設 | 60-70Gy/20-28回 | 862 | 4-6% | 5-10% |
| 定位照射法 | 1施設 | 36.2Gy/5回 | 41 | 15% | 29% |
| 陽子線治療 | 3施設 | 74-82Gy/37-41回 | 1137 | 2-25% | 4-25% |
| 重粒子線治療 | 放医研<br>群馬大学 | **57.6Gy（RBE）/16回** | **1566** | **1%**以下 | **3-4%** |

ています。放医研病院ではさらに、第3章で解説しました「スキャニング照射法」を開発し、今では前立腺がんはすべてこの線量集中性の高いスキャニング照射法を用いて治療しています。

放医研病院では、年間200人以上の前立腺がんの患者さんを治療し、総数は2500人を超えるまでになりました。

特徴的なのは、症例のほぼ半数が高リスク群で占められていることで、これは手術が適応されにくい症例や、予後不良の「低分化がん」の症例が多く含まれていることを意味しています。高リスクの患者さんにとって重粒子線治療は、「頼もしい味方」になっていることが分かります。事実、副

## 図30　リスクグループ別再発生存率

アメリカの放射線治療グループによる臨床試験との比較

| | | 低リスク | | 中リスク | | 高リスク | |
|---|---|---|---|---|---|---|---|
| | 線量分割 | 症例数 | 5年率／10年率 | 症例数 | 5年率／10年率 | 症例数 | 5年率／10年率 |
| X線治療（3次元原体照射：アメリカ放射線治療研究グループ） | 68.4Gy/38f | 55 | 68%/36% | 37 | 70%/28% | 16 | 42%/28% |
| | 73.8Gy/41f | 91 | 73%/43% | 75 | 62%/33% | 134 | 62%/36% |
| | 79.2Gy/44f | 85 | 67%/59% | 54 | 70%/51% | 28 | 68%/35% |
| | 74.0Gy/37f | 92 | 84%/57% | 109 | 74%/50% | 55 | 54%/35% |
| | 78.0Gy/39f | 80 | 80%/63% | 109 | 69%/50% | 31 | 67%/54% |
| **重粒子線治療（放医研）** | **66GyE/20f 63GyE/20f 57.6GyE/16f** | **184** | **91%/74%** | **485** | **91%/73%** | **661** | **88%/64%** |

作用や生存率のデータを比較してみると、重粒子線治療の有効性が明らかです。

前立腺は直腸と膀胱にはさまれ、中心部には尿道があります。したがって、放射線治療後の副作用としては、便に血が混じったり、血尿が出たりすることがあります。その程度が一時的で、特に治療の必要がない場合を2度の遅発性有害反応といいます。

重粒子線治療でその頻度は、直腸が1%以下、膀胱・尿道が3〜4%と、他の治療法と比べてもごく少数の患者にしか認められませんでした

（図29）。がんが前立腺をはみ出している場合、つまり高リスクの患者さんは、再発や転移のリスクが高くなります。

**図30**をご覧ください。重粒子線治療では、高リスクであっても低・中リスクの患者さんとほぼ同じ生存率であり、しかも他の治療法より良好であることが分かります。このような治療法は、他にないのではないでしょうか。

最近では、前立腺がんに対して重粒子線が有効であることを理解してくれる専門医も増えてきました。その紹介で、重粒子線治療を希望する患者さんが増加しています。これは、前立腺がんに対して重粒子線治療が専門医から高い評価を得ている証《あかし》でもあると思っています。

# 骨軟部腫瘍

## 切除不適の骨軟部腫瘍に対して保険適用！

### 体中のどこにでも発生する腫瘍

身体の表面を覆っている皮膚や内臓の粘膜上皮から発生するがんを、「上皮性腫瘍」と呼ぶことはすでに説明しました。前立腺がん、胃がん、肺がん、肝がんなどが該当します。これ以外の部位にできるのが「非上皮性腫瘍」で、これに該当するのが「骨軟部腫瘍（肉腫）」です。これはさらに、骨発生の「骨腫瘍」と、筋肉や脂肪などの軟部組織から発生する「軟部腫瘍」に大別できます。

骨軟部腫瘍は、体中のどこにでも発生するというところに特徴があります。特徴であると同時に、怖さでもあるのです。生活習慣の影響は比較的少なく、若い人でも発症することがあるからです。世代によっては覚えていらっしゃるかと思いますが、１９６３年に出版された『愛と死をみつめて』は、軟骨肉腫に冒された女子大生とその恋人の純愛物語でした。ラジオ化、テレビ化、映画化され、日本中で感動の涙を誘ったものです。

特に女子大生が手術のため顔の半分を失いながら、二人が愛を貫き通すところが感動的でした。残念ながら、あの当時、重粒子線治療は存在していませんでした。

骨軟部腫瘍の発症頻度は上皮性腫瘍と比べると低く、日本では悪性骨腫瘍が年間約500人、悪性軟部腫瘍は約2000人です。放医研病院における骨軟部腫瘍症例の年齢分布は**図31**（136ページ）の通りです。手術困難な高齢男性が多い傾向はあるものの、若い人も少なくありません。若年層では、男性と女性の数に大きな差異は認められませんでした。

## 腫瘍を切除できないケースでも、重粒子線なら治療効果がある

骨軟部腫瘍はこれまで、切除手術を中心に化学療法（抗がん剤）を組み合わせた治療法が大きな成果をあげてきました。特に四肢の骨肉腫は、化学療法の進歩により生存率が大幅に改善し、さらに手術技術や人工関節の進歩により四肢を温存できるケースも増えています。残念ながら、根治を目ざした治療法の中でエックス線療法の出番はあまりなかったというのが現状です。

このように、骨軟部腫瘍の治療法の第一選択は「切除手術」になります。『愛と死を

図31　重粒子線治療：骨軟部肉腫例 年齢別分布

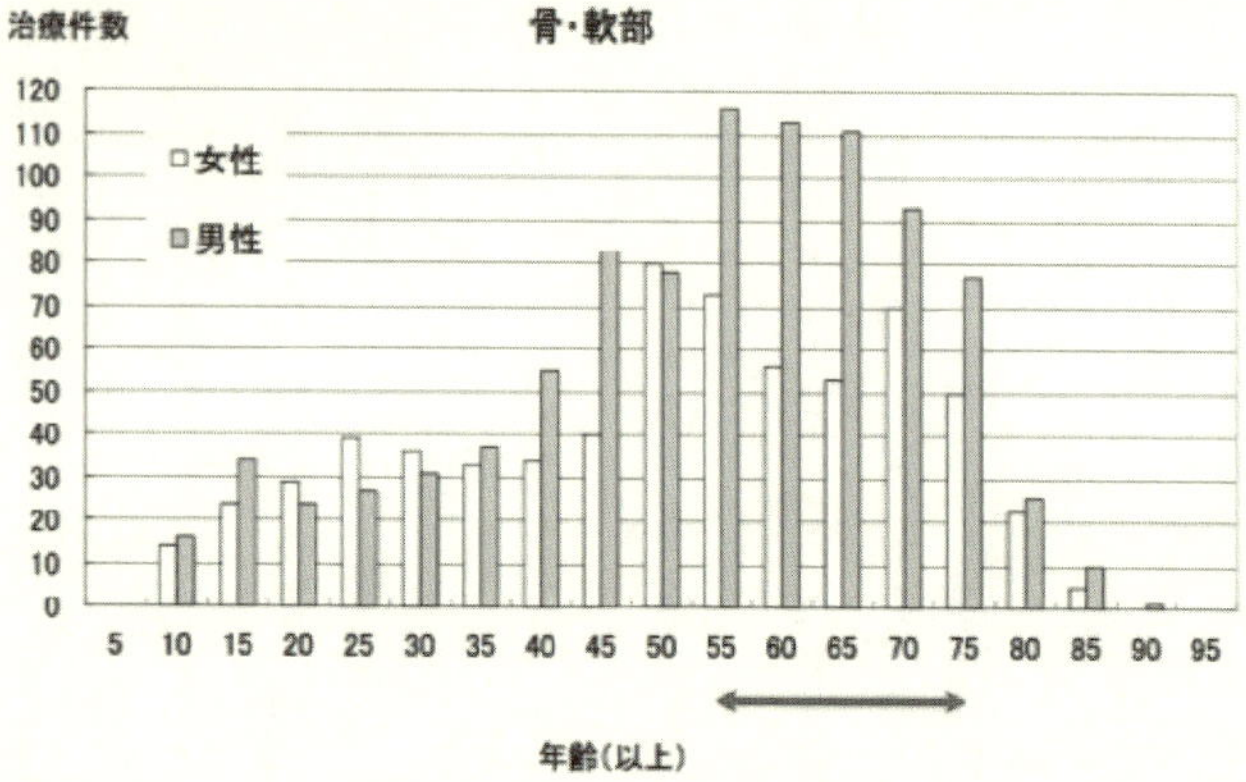


みつめて』の女子大生も切除手術を受け、顔の半分を失ったわけです。問題は、切除できないケースもあることです。腫瘍の大きさや発生部位によっては、切除できないケースも出てくるのです。

特に、腫瘍の発生部位は切除手術の際の難関となります。手足の腫瘍は切除可能なケースが多いのですが、脊椎《せきつい》や骨盤など体の中心に発生した腫瘍ですと、切除すること自体困難な場合が少なくありません。たとえ切除ができても歩行不能になったり、排尿機能が失われたりすれば、その後のＱＯＬ（生活の質）は著しく低下します。生命が大切なことはいうまでもありませんが、同時にＱＯＬの維持も患者さんにとっては非常に大事です。

患者さんの中には、100万人に1人といわれる頭頸部の骨肉腫を発症し、顔のほぼ左半分を切除すると説明された女性が、縁あって放医研病院で重粒子線治療を受け、社会復帰したケースもあります（第5章参照）。たとえ命を取り戻しても顔の半分を失った人生では、その後の道のりはとても辛いものになったことでしょう。幸い、彼女は顔の一部を切除することもなく社会復帰し、今では患者さん団体の代表として溌剌《はつらつ》とした日々を送られています。

切除困難な場合、今までは薬学療法とエックス線を用いた外照射治療や小線源治療（内照射＝放射性物質を組織内に直接植え込んだり刺入したりして行なわれる治療法）を組み合わせる方法しかありませんでした。しかも、抗がん剤が有効な肉腫は限られており、エックス線治療も効果が不十分であったため、切除困難な症例の予後は極めて不良だったのです。

その点、重粒子線はエックス線と比べて、「高い細胞致死効果」と「線量集中性」を持っており、腫瘍のある部分に正確にかつ安全に照射できることで、大きな治療効果を発揮するようになっています（**口絵・図2**）。

## 公的医療保険の適用に！

切除困難な骨軟部腫瘍に対する重粒子線治療は、１９９６年から安全性と有効性を確かめるための臨床試験としてスタートしました。２００３年には厚生労働省から先進医療として認められ、さらに２０１６年４月からは健康保険が適用されることになりました。これは私たちにとって、大きな喜びです。「一般医療」として評価されたことはもちろんですが、これからは患者さんの治療費負担が軽くなることを心から嬉しく思います。

２０１６年２月までに、放医研病院で治療を受けた患者さんは約１万人。そのうち骨軟部腫瘍の患者さんは１０００人（全体の約11％）以上になります。これは、重粒子線治療の有効性が評価された結果だと自負しています。

## 仙骨脊索腫ではバツグンの成果をあげている

治療した骨軟部腫瘍で最も多いのは、「仙骨脊索腫《せんこつせきさくしゅ》」（**口絵・図13**）です。仙骨は脊椎の骨を支え、腰椎《ようつい》にかかる体重を左右の足に分散し均衡を保つ役割や、歩行や走行によ

図32　仙骨は骨盤と腸骨とつながっている

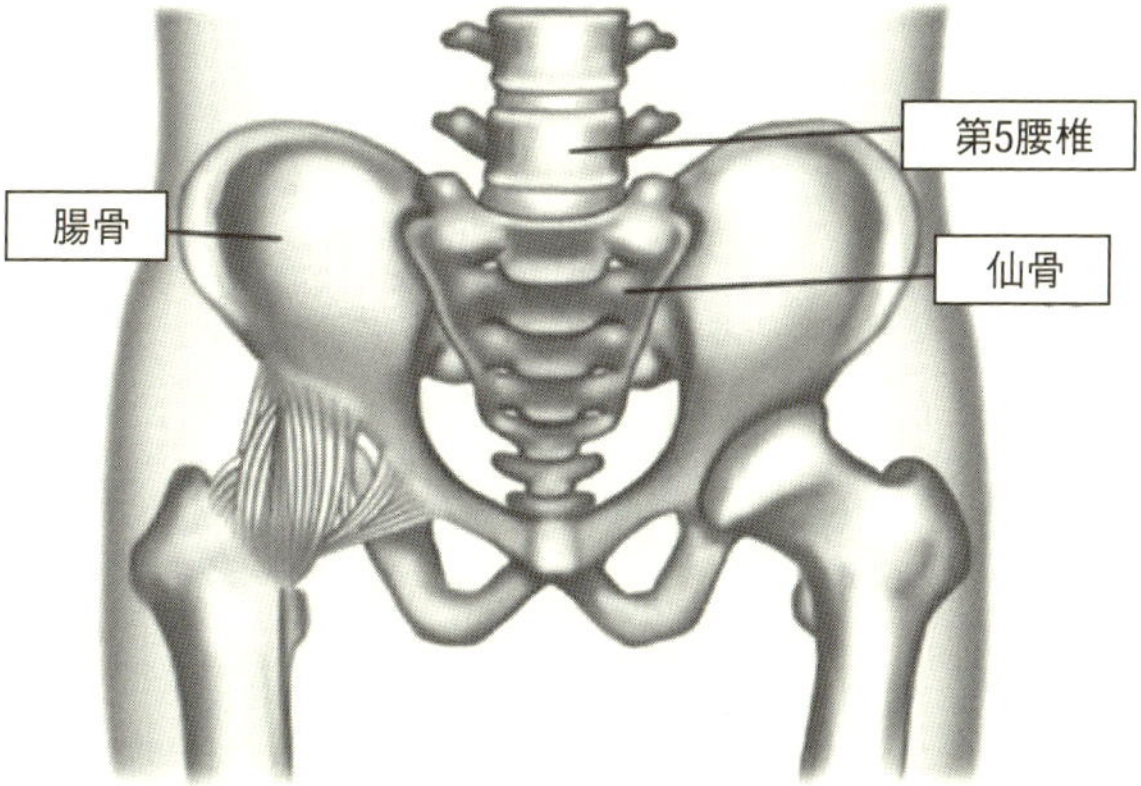


って生じる床反力を股関節を介して骨盤に均一に伝える、という蝶つがいの役割を担っています（**図32**）。

脊索腫とは、あまり聞き慣れない名称でしょうが、胎生期における脊索の遺残組織から発生する腫瘍です。頭蓋から脊椎に沿ったあらゆる部位から発生しますが、具体的には、約50％が仙骨部に発生し、頭蓋底が35％、その他脊椎が15％と報告されています。発症率はおよそ200万人に1人という稀少がんの1つです。進行が遅くて症状が慢性化するため発見が遅れ、病院を訪れたときには巨大腫瘍になっていることも多いという、ちょっと厄介な腫瘍です。

仙骨には下肢を動かす神経や排尿機能を

つかさどる神経があるため、これを腫瘍とともに切除すると、歩行困難や排便・排尿障害などを引き起こすことがあります。また、高齢者の発症が比較的多いので、切除手術は体力的な負担が大きく、これも重粒子線治療の適応となる理由です。

「仙骨脊索腫」はこれまで、放医研病院で約200例が治療されました。治療成績は、5年局所制御率は88%、5年生存率は86%、10年生存率は74%と良好で、「手術」「手術+陽子線」の成績をいずれも上回っています。治療後の機能温存を5年以上観察した30症例で見ると、副作用によって人工肛門になった症例はなく、90%の症例において歩行機能が残り、50%以上が杖を使用していませんでした。病巣を治すだけでなく、QOLを重視するという重粒子線治療の本領が、見事なまでに発揮されているわけです。

「骨肉腫」は、骨のがんの中で最も発生数の多い疾患です。そのほとんどが若者の四肢から発生し、主に手術と抗がん剤で治療されます。しかし、まれに手術困難な骨盤や脊椎骨から発生する骨肉腫があり、これが重粒子線治療の適応になります。これまで約100例が治療されましたが、5年生存率は35%です。たったこれだけと思われるかもしれませんが、手術不能と判断された症例の5年生存率はせいぜい10%止まりですので、これはかなりよい成績であるといえます。

重粒子線治療はまた、筋肉や脂肪組織、血管などから発生した「悪性軟部肉腫」にも用いられます。中でも後腹膜から発生し、手術全摘が困難な場合は、重粒子治療の適応となります。後腹膜とは腹膜の外側のこと、つまり腹腔の背側で、腹膜と背骨や背筋との間の領域をいい、腎臓・膵臓・脾臓・尿管・腹腔大動脈・下大静脈などがあります。この部位の腫瘍は、前方に消化管があるため照射困難な場合が少なくないのですが、それでも重粒子線による治療成績は良好で、今後に期待が寄せられています。

## ◎頭頸部がん
### 外観と機能温存を図る治療を目ざす

頭頸部《とうけい》部とは、**図33**のように、顔面から鎖骨までの部位を指します。目、鼻、のど、口腔など私たちの日常の生活に直接関わってくる部位だけに、その外観と機能を温存することは、患者さんにとって非常に重要なテーマになってくるのです。

頭頸部がんはがん全体の5％と、比較的まれな疾患です。男性は10万人当たり15人、女性は同4人といわれています。私はいつも感じているのですが、この統計数字は患者さん本人にとってはあまり意味がないのではないかということです。なぜなら統計上は5％でも、患者さん当人にとっては100％と同じだからです。統計的にまれな疾患に罹《かか》って、「不運だった」などとあきらめることはできないはずです。

前置きは、このくらいにしておきましょう。

発生部位は多い順に咽頭（上、中、下）、口腔、喉頭になっています。扁平上皮がんが全体の約90％を占めますが、このタイプのがん治療は手術ができない場合や、機能温存

図33　頭頸部の部位

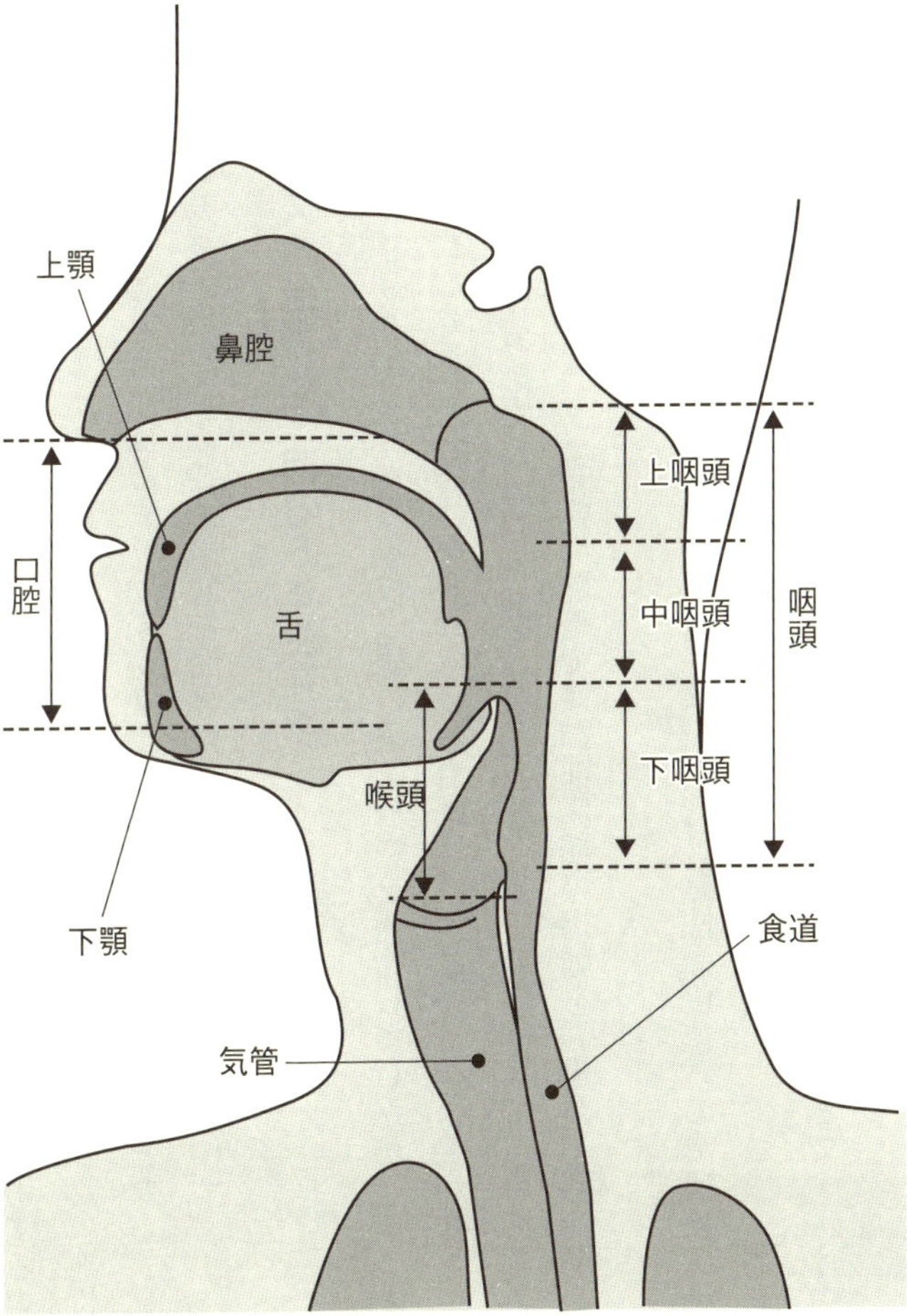


出所：がん情報サービス

を目ざす場合には、放射線（エックス線）と薬物療法（抗がん剤）の2つを併用する方法が好成績をあげています。しかし、扁平上皮がん以外の腺がんや腺様嚢胞がん、悪性黒色腫などに対しては、この方法はあまり効果がなく、もし手術ができないとなると、十分な治療が困難で大変でした。そこに風穴を開けたのが重粒子線治療なのです。

## 手術やエックス線治療を上回る5年生存率

放医研病院では1994年6月から重粒子線の臨床治療を開始しましたが、真っ先に治療したのが頭頸部がんです。現在行なわれている治療は、主にエックス線が効きにくいとされる腺がん、腺様嚢胞がん、悪性黒色腫などを対象としています。もちろん、2016年から保険収載となった骨軟部腫瘍で頭頸部原発の肉腫も、重粒子線治療のよい適応になります。

**口絵・図14**をご覧ください。比較的症例数が多い「粘膜悪性黒色腫」の治療前と治療後の状態を示します。

悪性黒色腫とは、メラニン色素を産生する細胞から発生する腫瘍のことです。体中のどこにでも発生しますが、最も多いのが皮膚表面にできるものです。

悪性黒色腫のうち、ごくまれに頭頸部領域から「粘膜性悪性黒色腫」が発生しますが、これが重粒子線治療のよい適応になっています。このタイプのがんは通常のエックス線や化学療法単独の治療が難しく、治療の第一は手術切除とされてきました。しかし、手術切除の最大の難点は機能および美容上の問題から、安全域を十分に取った切除・再建が難しいことです。

そのため、手術に放射線や化学療法を併用した治療が行なわれましたが、報告されている5年生存率は30％前後とあまりよくありません。これに対して、重粒子線治療は抗がん剤の同時併用で、局所制御80％以上で、5年生存率が54％と、大変良好でした。

悪性黒色腫の中には、目のぶどう膜内に多くあるメラニン色素ががん化した「ぶどう膜悪性黒色腫」もあります。日本での年間発生率は、1000万人に2・5人とされるくらいまれな疾患ですが、白人では日本のおよそ17倍とされ、もっぱら陽子線で治療されています。日本では、放医研病院の重粒子線治療の実績が最も多くて、局所制御率は90％以上で、5年生存率は82％、眼球保存率が91％と良好でした。

「腺様嚢胞《せんようのうほう》がん」は分泌腺上皮から発生する悪性腫瘍で、頭頸部に多いものです。耳下《じか》腺《せん》や顎下腺《がくかせん》、舌下腺《ぜっかせん》などの大唾液腺や、主に口腔内、咽頭に分布する小唾液腺に発生します。年齢は40～60歳代に多く、女性の発症率がやや高いようです。成長スピードは比較的ゆっくりですが、周囲組織への浸潤傾向が強いという特徴があり、遠隔転移の可能性があります。放医研病院では、これまで200を超える治療実績があり、その多くが切除不適応の症状にもかかわらず、全例の5年局所制御率と生存率は、いずれも70％以上という成績です。

他に症例数は少ないのですが、腺がん、類表皮がん、肉腫などもありますが、いずれも期待に違《たが》わない治療成績でした。

「頭蓋底腫瘍《とうがいていしゅよう》」とは、脳を容れる頭蓋骨の底部から発生する腫瘍のことで、組織学的に脊索腫、軟骨肉腫、髄膜腫、神経鞘腫《しんけいしょうしゅ》などがあります（**口絵・図11**）。まわりに脳幹部とか重要血管があるので手術で全摘不能のことが多く、またエックス線が効かないことで知られています。

放医研病院では、これまで重粒子線で100例以上の頭蓋底腫瘍を治療しましたが、このうち症例数として最も多いのが「頭蓋底脊索腫」です。これは、すでに説明しました仙骨脊索腫と性質は同じです。日本の脳腫瘍全国調査によれば、全脳腫瘍の0・5％とまれな疾患で、男女差は明らかでなく、成人の全年齢層に発生します。欧米の報告では、頭蓋底脊索腫は年間200万人に1人発生し、50~60歳代に多く、男性に多い傾向があります。これまでに重粒子線で、約50例の頭蓋底脊索腫（上部頸椎原発も含む）が治療されました。局所制御率はすばらしく、5年で81%、10年でも72%と、長期にわたりコントロールが得られていることが分かります。

# 肺がん
## 早期がんなら1日1回の治療で終了

### 非小細胞肺がんが治療対象になる

本題に入る前に、まず肺がんの組織分類を見ておきましょう（**図34**）。がんの組織型によっては、重粒子線治療の対象とならない場合があるからです。これは他の部位のがんにも共通するものです。肺がんは、小細胞肺がんと非小細胞肺がんの2つに大きく分けられます。重粒子線治療の対象となるのは非小細胞肺がんのほうです。

小細胞肺がんは肺がんの約15％を占め、増殖スピードが速くて転移しやすいので、悪性度の高いのが特徴です。治療法は全身化学療法と放射線治療（エックス線）が主体となります。早くから脳やリンパ節、肝臓、骨などに転移することが多いのですが、抗がん剤の効果が高いのが救いとはいえます。

非小細胞肺がんは、小細胞肺がんではない肺がんの総称で、肺がんの約85％を占めています。これはさらに腺がん、扁平上皮がん、大細胞癌などの組織型に分けられます。

**図34　肺がんの組織分布と特徴**

| 組織分類 | 組織型 | 割合 | 特徴 | 重粒子線治療 |
|---|---|---|---|---|
| 非小細胞肺がん | 腺がん | 50% | ・女性に多い<br>・症状が出にくい<br>・肺野型が多い | 適応となる |
| | 扁平上皮がん | 30% | ・男性に多い<br>・喫煙と関係している<br>・肺門型が多い | |
| | 大細胞がん | 5% | ・増殖が早い<br>・肺野型が多い | |
| 小細胞肺癌 | 小細胞がん | 15% | ・喫煙との関連が大きい<br>・転移しやすい<br>・肺門型が多い | 適応とならない |

現在のところ、この非小細胞肺がんが重粒子線治療の対象になります。

## さまざまな理由で、手術に耐えられない患者さんに光明

今さら申し上げることでもありませんが、肺は人間の胸の大半を占めるという大きな臓器で、左右1つずつあります。肺は呼吸によって身体の中に酸素を取り入れ、二酸化炭素を排出するという「生存活動」の基本を担《にな》っています。

活発な働きをする臓器だけに、がん細胞が発生する確率も高くなるようです。罹患者数は男性で「胃」「前立腺」に次いで第3位、女性は「乳房」「大腸」「胃」に次い

で第4位ですが、死亡数で見ると男性は1位（5万2505人）、女性は2位（2万891人）と断然上位を占めています（図24、25参照）。罹患率としては第3位、4位なのに死亡数ではその順位を上回るのです。つまりこれは、発見されたときは進行がんのことが多く、死亡に直結する可能性の高い非常に怖いがんであることを示しています。早期診断が叫ばれる所以です。

発症年齢は60歳代以降が圧倒的です。喫煙が原因になっていることは間違いありませんが、最近は喫煙の影響が少ない腺がんが増えていることに注目しなければなりません。非喫煙者、特に女性の肺がん患者が増えているのは、この腺がんが原因と思われます。

肺がんの治療法としては他の多くのがんのように、「手術」「薬物」「放射線」の3つがあり、進行度や組織型の種類、患者さんの状態などによって変わってきます。治療法の選択は、医師にとっても非常に重要なテーマです。ただし初期のがんでは、手術可能であれば、病巣を確実に切除することを第一義に考えるべきでしょう。

肺気腫などの慢性閉塞性肺疾患の患者さんは手術非適応のことがあり、また肺がんの患者さんには高齢者が多いため、体力的に手術には耐えられないと判断される場合もあります。その点、重粒子線治療は患者さんへの負担が軽くて済み、さらに肺に対する副作用が非常に少ないという利点がクローズアップされてくるわけです。

## 1日1回で済む治療が実現

肺がんは発生部位によって、肺の入り口に近い太い気管支にできる「中心型肺がん」と、肺の奥にできる「末梢型肺がん」に分けられます。病期分類を見ると、わが国では検診の普及と診断技術の進歩に伴い、I期肺がんが全体の半数近く占めるようになっています。このI期肺がんの割合が米国では約40%ですので、わが国の診断技術がいかに優れているかお分かりいただけると思います。

放医研病院では2003年4月から、このI期肺がんのうち末梢型に対して、治療期間を短縮する研究を続けてきました。当初は6週間で18回分割照射を行なっていましたが、その後安全性と効果を確認しながら、3週間9回分割照射、1週間4回照射と、順次治療期間を短縮し、最後に1日1回で終了する照射法にたどり着いたのです(**口絵・図15**)。1回の線量を高くすることは、それだけ病巣に対する効果が強力になりますが、その一方で、線量に比例して副作用も強くなりますので慎重に進めなければなりません。

幸い、治療期間を短縮しても正常組織に臨床的に問題となるような副作用はほとんど認められず、肝心の局所制御も大変良好でした。今では、1日1回照射（50GyE）を先進医療として行なっています。

ところで、患者さんが重粒子線治療を受けた理由は、「外科医が手術非適応と判断」したケースが7割以上で、他は「患者さんが手術拒否」した症例です。

## 呼吸機能の温存を図る

肺がんの治療で重要なのは、「呼吸機能の温存」になります。重粒子線治療は呼吸機能を温存する（損失を最小限にとどめる）ために、深部の病巣（標的）に対して最適な線量を照射する治療精度を実現しています。

末梢型のI期肺がんの患者さん151人の成績を見てみますと、5年間局所制御率（治療部位から再発・再燃しない割合）が80%、5年間粗生存率（死因として、がんだけでなく心臓病や肺炎が理由の場合も含む）が56・3%、原病生存率（死因として肺がん死だけを含む）が72%です。しかも、副作用のため治療を要する患者さんは1人もいませんでした。

この数字をもって、「なんだ、まだ低いではないか」と思われるかもしれませんが、他の療法と私たちが行なってきた治療と比べると、非常にいい成績であることが分かります。右の数字は、低い線量から高い線量で照射された患者さんすべてについての成績だからです。今、私たちが至適線量としているのは1回50GyEですが、この線量で照射を行なった31例で見ますと、90%以上の高い局所制御率が得られているのです。

# 膵がん

## 通常の放射線では太刀打ちできない難敵に挑む

### 重粒子線治療が、最もふさわしい部位かもしれない

膵《すい》がんは、「発見されたときには末期だから怖い」とよくいわれるほど難敵中の難敵です。治療の原則は手術切除ですが、手術症例の5年生存率はI期でも約41%くらいで、Ⅳ期となるとわずか1・4%になってしまいます（**図35**）。遠隔転移はないものの、血管などへの浸潤があるため手術不適とされた「局所進行膵がん」では、抗がん剤と放射線の併用療法が行なわれますが、その生存率は2年で20〜30%と不良です。重粒子線治療は、まさにこういった局所進行がんに有効性が期待できるのです。

全国がん（成人病）センター協議会が集計して2016年に公表したデータによれば、全3250症例のうち、その半数がⅣ期になってから治療を受けています。「末期になってから受診する人が多く、そのときはもう治癒の可能性が低い」ことを示しています。つまり冒頭の「膵がんは、発見されたときには末期だから怖い」は、データ面からも裏

図35　膵臓がんの病期別生存率

| 病期 | 症例数（件） | 5年相対生存率（%） |
|---|---|---|
| Ⅰ | 206 | 41.3 |
| Ⅱ | 626 | 17.8 |
| Ⅲ | 654 | 6.4 |
| Ⅳ | 1,626 | 1.4 |
| 全症例 | 3,250 | 9.0 |

出所：全国がん（成人病）センター協議会の生存率共同調査　KapWeb（2016年2月集計）

付けられるのです。

膵臓は胃の裏側を左右に走る、長さ14～17センチ、幅3～5センチ、重さ約80グラムの臓器です。主として消化液（膵液）を作る外分泌腺組織と、インスリンなど3つのホルモンを作る内分泌腺組織で構成されています。膵臓にできるがんの90%以上は膵管細胞にできる腺がんです。膵液は膵臓内を網の目にように走る膵管によって運ばれて主膵管に集まり、十二指腸乳頭部に流れ込む仕組みになっています。

この膵管に発生するがんが、なぜ発見されにくいのでしょうか。

膵臓は胃や大腸のように内視鏡で直接見ることができず、肝臓のように超音波で観

## 図36　膵がんの臨床病期と治療法

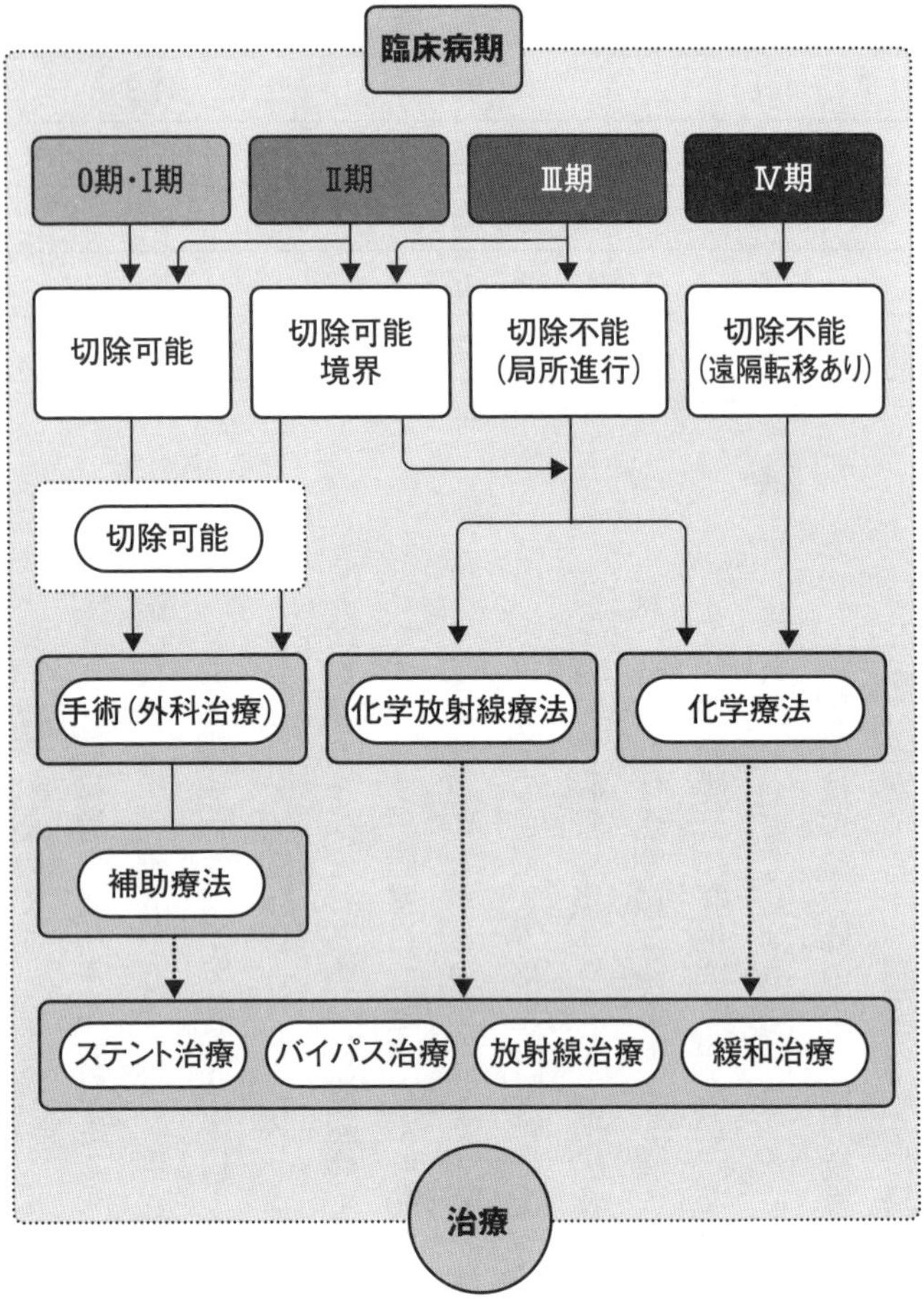


出所：日本膵臓学会　膵癌ガイドライン改定委員会編「膵癌診察ガイドライン2016年版」（金原出版）より一部改変

察することも難しいからです。さらに、背中や腹部の痛みや目や皮膚の黄疸《おうだん》など、自覚症状を訴えたときには進行していることが多く、本人が心配になるような典型的な症状のないのが特徴です。そのため、発見されたときには他臓器への転移、周囲の血管や臓器への浸潤が進んでいて、手術困難な状態であることが少なくありません。

がんの病期に対応して、治療法は**図36**のようになります。ここで、いよいよ重粒子線治療の登場となります（**口絵・図16**）。

## エックス線治療に抵抗を示す細胞が多い

2014年のデータ（国立がん研究センター がん対策情報センター）によれば、膵がんで亡くなった人は3万2800人で、肺、大腸、胃に次いで第4位を占めています。生存率は病期にかかわらず全体として低く、消化器がんの中で最も手強《ごわ》いがんです。

手術ができない「局所進行膵がん」は、抗がん剤単独または放射線との併用で治療されますが、問題は、腫瘍内は低酸素細胞の割合が多いこともあって、従来のエックス線があまり効かないことです。そのうえ、病巣は放射線感受性の高い消化管に囲まれていますので、病巣に十分な線量を照射することが困難です。さらに、膵の裏側にある腹腔神経叢《そう》に沿って周辺に浸潤しやすいこともあげられます。

そのような問題を乗り超えるのが、「優れた線量分布」と「高い細胞致死効果」を持つ重粒子線治療なのです。

重粒子線では放射線感受性の高い十二指腸など正常組織への照射線量を大きく減らし、がん病巣に高線量を集中させることが可能です。高い生物効果を持つ重粒子線はさらに、エックス線が効きにくい低酸素細胞やDNA合成期の細胞などに対しても、高い効果を発揮します。つまり、重粒子線はエックス線に抵抗性のある細胞もない細胞も、同じようにやっつけることができるのです。

このような性質を持つ重粒子線を利用した治療は、膵がん治療にとって「理想的」といってもいいくらいです。

## 手術切除前に行なう重粒子線治療にも効果あり！

がんがまだ膵臓に留まっているⅡ期であっても、切除手術後の5年生存率が20%以下と低い理由は、肝転移と並んで高率に起こる局所再発があげられます。手術後再発の半数以上は、取り切れなかった微小がん細胞からの再発症例です。それなら、「安全を図るために、より広い範囲を切除すればいいのではないか」と思われるかもしれませんが、それが簡単ではないのです。広範囲の切除手術は患者さんの負担が大きく、消化管吸収障害など、患者さんのQOLが大きく損なわれてしまうからです。

では、どうすればいいのでしょうか。

私たちは、手術可能な膵がん（主にII期症例）に対して、手術で取り切れないであろう「がん残遺対策」として、重粒子線の術前照射を行なうことにしました。膵臓の裏側にある腹腔神経叢を、しっかり照射することにしたのです。その結果、5年生存率は52％に向上しました。これは、手術と抗がん剤を組み合わせた従来法による5年生存率12～32％を明らかに上回る成績です。

膵がんの治療が難しいのは、治療前にすでに遠隔転移（肝臓、胃、骨、リンパ節など）が潜在している症例が多いことです。そこで2012年から、切除可能の膵がんに対して、重粒子線の術前照射と抗がん剤のゲムシタビン（GEM）を併用する臨床試験をスタートさせました。これによって、治療成績がさらに向上することを期待しています。

## 重粒子線と抗がん剤併用で、成績が著明に向上

前述した通り、膵がんは見つかったときにはすでに進行して、手術不能のことが珍しくありません。むしろ、そのほうが多いというのが実情です。

手術不能の「局所進行膵がん」に対しては、従来からエックス線と抗がん剤併用の化学放射線療法が選択されてきました。しかしその成績は、2年生存率が20〜30％とあまり芳しくありません。

そこで私たちは「局所進行膵がん」に対して、まず重粒子線単独の治療を行ない、その後に重粒子線と抗がん剤（ゲムシタビン）併用療法を試みました。重粒子線と抗がん剤の至適量を求めるため、増加試験において重粒子線は43・2〜55・2GyEを3週12回照射、ゲムシタビン（GEM）は400〜1000mg/m2を試みました。現在、先進医療で治療していますが、これまでこの方法で70例以上の治療が行なわれ、2年生存率は40〜50％と明らかに向上しています。現在、重粒子線55・2GyE＋GEM1000mg/m2が用いられていますが、途中分析によると、2年生存率が50％以上になるのは間違いないところです。

# 肝細胞がん

## 腫瘍の制御と肝機能の温存を図る

### 再生能力の高い頼もしい臓器だが、がんには弱い

肝臓がんは、「原発性肝がん」と「転移性肝がん」に大別されます。原発性肝がんはさらに、肝細胞から発生する「肝細胞がん」と、胆汁を十二指腸に流す胆管から発生する「胆管細胞がん」などに分けられます。日本では原発性肝がんのうち肝細胞がんが90%を占め、肝がんというとほとんどが肝細胞がんを指します。

肝細胞がんは肝炎ウイルスと深い関係にあり、90%はC型・B型肝炎ウイルス感染による慢性肝炎および肝硬変により発生します。

部位別罹患数では男性が3万7000人（第5位）、女性が1万6600人（第7位）になっています（2015年推計　国立がん研究センター）。

肝臓は成人で800～1200グラムと、体内では最大の臓器です。栄養分などを分解し、別の物質に代えて生命活動を支える頼もしい臓器です（**図37**＝162ページ）。正

## 図37　肝臓と周辺の臓器の構造

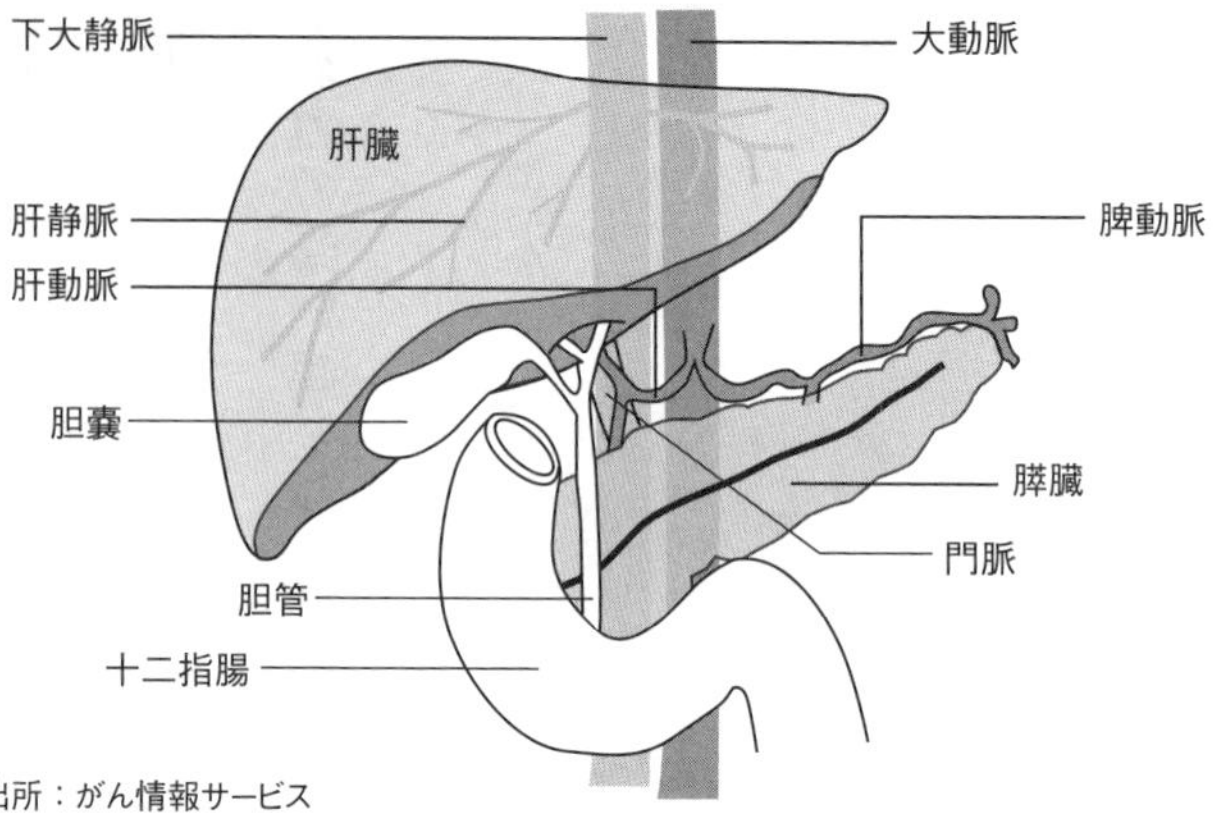


出所：がん情報サービス

常な機能があるとき、肝臓は約500を超える役割を粛々とこなします。そのため、「人体の化学工場」という別名を持っているほどです。多少の病気や炎症があっても、簡単には悲鳴をあげませんので、「沈黙の臓器」と呼ばれたりもします。しかも、手術で70%を切除して6カ月も経てば、大きさも役割も戻るという再生能力の高い臓器なのです。

肝がんの初期には、自覚症状がほとんどありません。それだけに発見されたときには、病状が進行しているというケースもよく見受けられ、肝機能の低下を伴っていることも少なくありません。

肝細胞がんの治療法としては、手術が一

番とされてきました。がんを取り除く最も確実な方法ですが、腫瘍の広がりや肝機能による制限もあり、手術適応となるのは3割程度というのが現実です。

　放射線治療は1960年代、全肝照射による重篤な肝障害が報告されて以来、ほとんど用いられることがありませんでした。しかし、各種画像診断や照射法の進歩、腫瘍の呼吸性移動を考慮した治療法の開発などにより、日本では1980年代後半に筑波大学で試みられた陽子線治療がきっかけとなり、放射線治療が見直されるようになりました。

## 重粒子線治療は局所制御率、生存率で好成績を示す

　肝細胞がんに対する重粒子線治療は、1995年に放医研病院で臨床試験としてスタートしました。

　当初は15回／5週間、さらに12回／3週間、4回／1週間と、治療期間の短縮を図り、現在では2回／2日間照射となり、先進医療として治療が行なわれています。

　重粒子線治療においては、腫瘍位置を確認するため小さな金属片を1～2個刺入します。肝臓は呼吸によって動きますので、より確実な照射を行なうための手段です。照射法は垂直および水平方向からの直交2門照射が基本です。

## 図38　肝細胞がんの粒子線治療

| 施設 | 国立がんセンター東病院 | 筑波大学 | 放射線医学総合研究所 |
|---|---|---|---|
| 患者数 | 単発40 | 単発31<br>多発20 | 単発70<br>多発2 |
| 最大腫瘍径(中央値)(範囲)(mm) | 45(25-82) | 28(8-93) | 33(13-95) |
| 治療 | 陽子 | 陽子 | 重粒子 |
| 線量／回数 | 76GyE/20回 | 66GyE/10回 | 45.0,48.0GyE/2回 |
| 局所制御 | 2年 96% | 3年 94.5%<br>5年 87.8% | 3年 89%<br>5年 89% |
| 生存率 | 3年 66% | 3年 49.2%<br>5年 38.7%<br>単発 3年 57.3%<br>5年 38.7% | 3年 77%<br>5年 58% |

２０１４年までに、2日間に2回照射の重粒子線治療を受けた患者さんは１６０人。有害事象（副作用）は、ほとんどありませんでした。肝細胞がんの重粒子線治療による局所制御率は、45・０ＧｙＥ（2回分割）以上の高線量で90％と良好です。もともと肝硬変を伴う症例が多いので、生存率は局所制御より低下します。肝臓は冒頭に申し上げましたように、再生能力が高い臓器です。重粒子線を照射した領域は萎縮しますが、肝機能が保たれている場合は、照射を受けていない領域が代わりに肥大することで補います。ただし、限界もあります。病変が消化管に近接している場合は、重粒子線の線量集中性がいかに優れていても、消

化管障害のリスクが高くなりますので、そういった症例は治療不適ということになります。

直径50ミリを超える大きな腫瘍で、肝機能良好例に対する重粒子線治療の生存率は、肝切除の治療成績とほぼ同じです。陽子線治療と比較したのが**図38**です。局所制御、生存率に大きな差はありませんが、治療期間は、陽子線治療が10～20回必要とするのに対して、重粒子線治療ではそれがたったの2回とはるかに短くて済むのです。つまり、同じ期間内であれば、重粒子線のほうがより多くの患者さんを治療できるということになります。

他の治療法が困難ということで、紹介を受けた患者さんがいます（**口絵・図17**）。直径が約85ミリという大きな病巣でしたが、48GyE／2回照射により縮小し制御されています。

## ◎大腸がん　手術後骨盤再発に対して優れた効果

### 女性の大腸がんが急増中

大腸とひとことでいいますが、図39のような構造になっており、がんの発生部位は直腸が4割、S状結腸が2割、その他が4割です。日本人ではS状結腸と直腸にがんができやすいといわれています。組織型の大半は、粘膜にある吸収上皮細胞から発生する「腺がん」です。

国立がん研究センターがん対策センターの2015年予測によれば、罹患者数は男女計で13万5800人と第1位、死亡者数は男性が第3位（5万5300人）、女性が第1位（2万3400人）となっています。女性の場合、乳がんや子宮がんがクローズアップされる傾向にありますが、もっと大腸がんに注目する必要がありそうです。

年代的には40歳から増え始め、女性は50代、男性は60代にピークがあります。したがって、40代になったら定期的な検査を受けると安心です。なぜなら大腸がんは、初期に

## 図39　消化管の構造

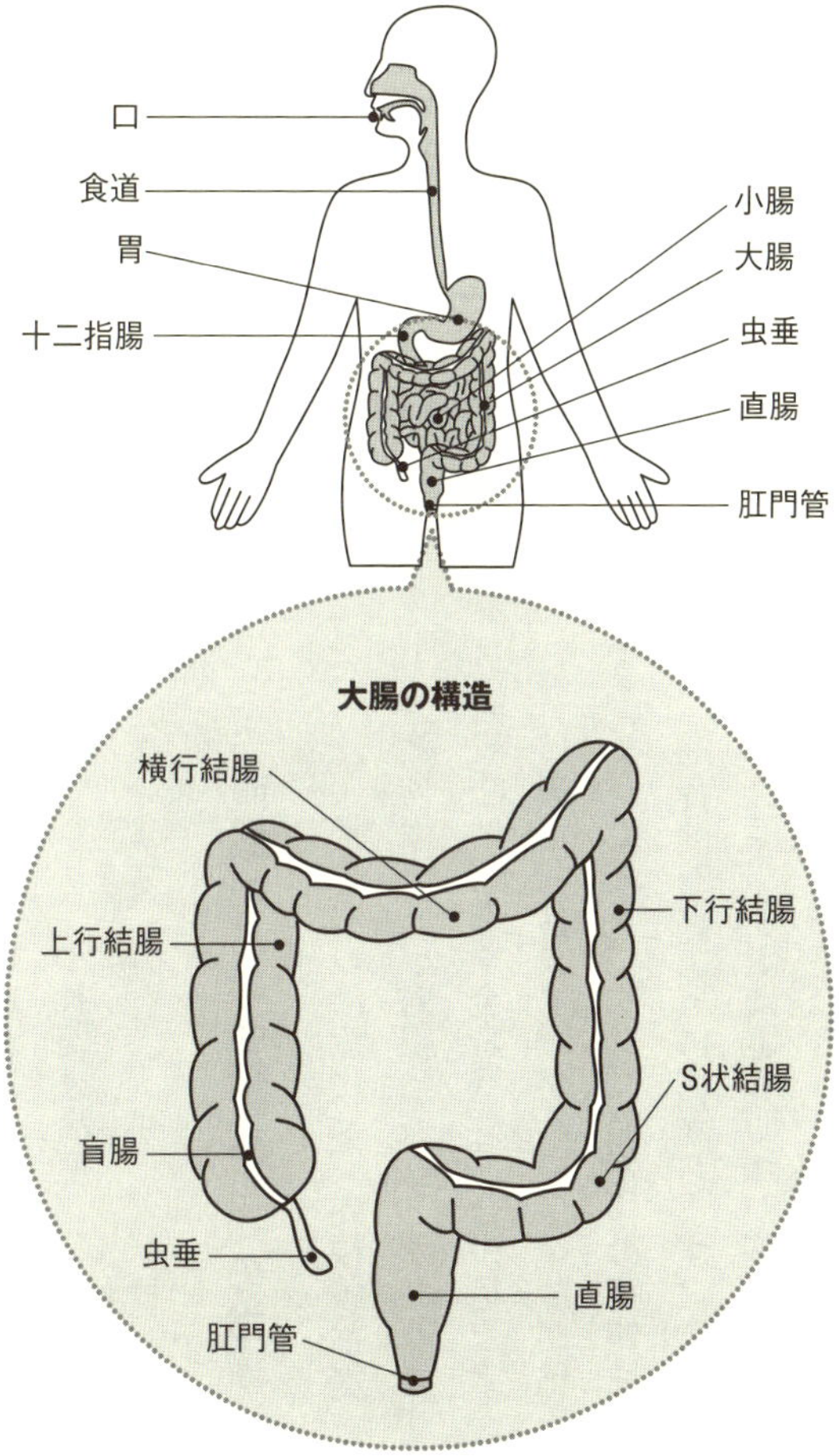


出所：「大腸がん これだけ知れば怖くない」（工藤進英・著　実業之日本社・刊）

### 図40　術後再発率と再発部位

| | 例数 | 局所 | 肝臓 | 肺 |
|---|---|---|---|---|
| 結腸がん | 3,092 | 2.4% | 7.3% | 2.8% |
| 直腸がん | 2,507 | 8.9% | 7.4% | 7.6% |

**直腸がんは局所再発率が高い**

出所：大腸癌フォローアップ研究会

はほとんど自覚症状がないからです。血便が出るようになれば、がんはある程度進行しており、それだけ治癒が難しくなってしまいます。

## 直腸がんの手術後再発の治療

大腸がんの治療には、内視鏡治療、手術、薬物療法、放射線治療などがあります。治療法は病期や全身状態、合併症などを考慮し決定されます。がんの深達度が粘膜に留まっており、リンパ節転移の可能性がない場合は内視鏡下に切除します。それ以外の場合は、手術による切除が基本的な治療となります。がんのある腸管とリンパ節を切除し、がんが周囲の臓器に進行している場

**図41　直腸がん術後再発部位別の切除施行率と生存率**

| | 切除施行率 | 治癒切除例の5年生存率 |
|---|---|---|
| 局所再発 | 10-30% **切除術が困難** | 30-45% |
| 肝転移 | 40-50% | 35-45% |
| 肺転移 | 20-30% | 40-50% |

出所：大腸癌フォローアップ研究会

**切除できない場合、全身化学療法による5年生存率は5%以下**

合は、それらの臓器も一緒に切除します。当然のことながら、進行がんの場合は再発の可能性が高くなります。

　大腸がんの再発として最も多いのは肝転移です。直腸がんの場合には局所の骨盤内再発がこれに続き、肺転移も比較的多く発生します（**図40**）。

　直腸がんは手術後の局所再発が、約9％の割合で起こります。これは、直腸の原発巣がちょうど骨盤に取り囲まれるような位置にありますので、手術でがんの周囲を広く取り切ることが難しいケースが少なくないからです。

　再発病巣に対する治療は外科的切除が第一選択になります。しかし、実際には**図41**

のように、手術施行率は10～30％と低いのが現実です。それにはそれなりの理由があります。膀胱などの骨盤臓器も摘出する大手術になることが少なくないからで、それでは患者さんの負担が大きすぎること、また失う機能も多く、さらに感染などの術後合併症も無視できないからです。患者さんの失うものがあまりにも大きいことが、施行率の低さにつながっています。

そのような事情から、直腸がんの手術後の骨盤内局所再発に対して、外科医からの強い要望もあって、線量分布と生物効果が優れている重粒子線治療を実施するようになりました。

## 今後に大きな期待が持てる重粒子線の治療結果

**口絵・図18**をご覧ください。直腸がんの手術後に生じた骨盤再発の治療前後のCT・PET像です。CTでは再発腫瘍により骨盤骨が大きく破壊され、PETではその部に一致してRIの集積が認められていましたが、重粒子線治療により腫瘍は見事に消失していました。

適切な線量を決めるための線量増加試験を行なった結果では、一番高い73・6GyE

**図42 直腸がんの手術後骨盤再発の治療成績**

| 方法 | 報告 | 患者数 | 局所制御率 | | |
|---|---|---|---|---|---|
| | | | | 2年 | 5年 |
| エックス線治療 | 6施設 | 1施設当たり22~76例 | 28-74% | 27-82% | 3-23% |
| 手術 | 6施設 | 1施設当たり29~115例 | — | 62-86% | 31-46% |
| 重粒子線 | 放医研 | **182** | **91%** | **91%** | **53%** |

の線量で182人が治療されましたが、その患者さんの5年制御率は91%、5年生存率が53・2%となっています。

「たった53%? 半分くらいの人は亡くなってしまうの?」と思われるかもしれませんが、通常の放射線治療の成績ではせいぜい23%であり、手術成績でも46%止まりであることを考えると、この数字はかなり良い成績といえるのです(**図42**)。

これらの数字を見れば、直腸がんの手術後再発に対して、重粒子線治療が大いに期待できることが分かると思います。

放医研病院では、以前は適応でなかった「再発病巣が小腸、大腸に接しているケース」にも対応するため、病巣と近接する消化管との間に「スペーサー」を入れた治療を開発しました。治療成績は5年局所制御率が89・8%、5年生存率が30・4%となっていました。これまで重粒子線治療の適応外とされていた症例が、こうして治療可能になったという意義は高いのではないでしょうか。

大腸がんの再発には、腹部リンパ節への転移例が少なくありません。これに対しても、重粒子線治療が有効です。また、肝転移や肺転移についても、単発性であれば1～4回で済む短期照射を行なっているところです。

# 子宮がん

## 放射線治療＋抗がん剤の治療を、もっと充実させる

### 子宮頸がんと子宮体がんは、異なる病気と思ったほうがいい

2015年の推計（国立がん研究センター）では、子宮がんの罹患者数は約3万人（第5位）、死亡者数は約6300人（第8位）とされています。

子宮がんは大きく、「子宮頸がん」（約1万人）と「子宮体がん」（約1万1000人）、に分類できます。**図43**（174ページ）をご覧ください。子宮の入り口の頸部にできるのが子宮頸がん（主に扁平上皮がん）で、胎児を育てる子宮体の内側にある子宮内膜から発生するのが子宮体がん（主に腺がん）です。

まず「子宮体がん」ですが、これは放射線感受性の高い消化管に近接していることが多いので、原則として放射線治療の適応外です。可能な限り手術による治療をおすすめします。

一方、「子宮頸がん」の治療は、組織型が扁平上皮がんの場合は、通常の放射線治療と抗

図43　子宮と周囲の臓器

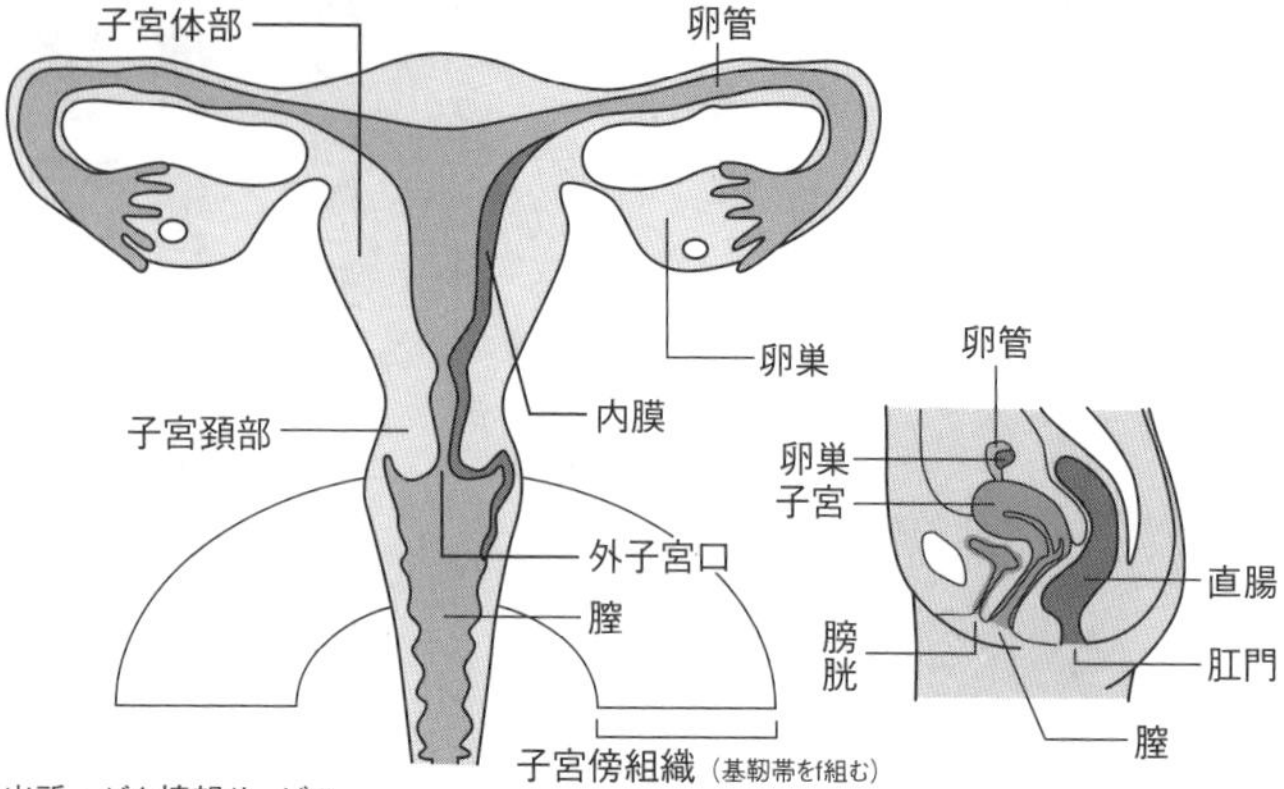


出所：がん情報サービス

がん剤の併用で行なうことが一般的になっています。しかし、同じ子宮頸がんでも、局所進行性の扁平上皮がんの場合や、あるいは手術困難な腺がんの場合は、従来の治療法の成績はあまりよくないので、重粒子線治療の適応となります。

子宮頸がんと子宮体がんは多くの点で相違があり、別の病気と考えたほうがいいでしょう。扁平上皮がんと腺がんの違いを知っておくだけでも、治療法を判断するときの大きな武器になります。

## 局所進行性のがんに有効

子宮頸がんに対して放射線治療を行なう場合、その標準的な方法は、病巣を外部から照射する「外部照射」と、膣と子宮の中に放射線を出す線源（Ｉｒ－１９２）を直接入れて内部から照射する「腔内照射」を組み合わせてやることです。

子宮頸部の扁平上皮がんの場合は、「外照射」＋「腔内照射」と抗がん剤の併用により比較的良好な成績が得られています。しかし、相手が扁平上皮がんでも大きな腫瘍、あるいは組織型が腺がんの場合は、いまだに満足のいく成績が得られていないというのが実情で、これらが重粒子線治療の適応疾患になっているのです。

重粒子線治療が適応となる具体的な条件は局所進行性であり、腹部リンパ節転移がないこと、手術不適であること、および直腸浸潤がないこと、などです。通常の放射線で治療可能な場合は、その治療法を選んでいただくようにしています。

細かいことはこれくらいにして、次に治療成績を紹介しましょう。

## 週4日間、照射20回が基本的な治療になる

子宮頸がんに対する重粒子線照射法ですが、最初は子宮原発巣とリンパ領域に対する全骨盤照射を行ない、後半は原発病巣に絞り込んだ照射を行ないます。

この方法による子宮頸部扁平上皮がんⅢ期の治療成績ですが、5年局所制御率は83・

**図44　子宮頸部線がんの治療成績**

| 報告者（年） | 病期 | 患者数 | 治療法 | **5**年生存率 | **5**年局所制御率 |
|---|---|---|---|---|---|
| Grigsby（1988） | III | 12 | 放射線 | 25% | 33% |
| Eifel（1990） | III | 61 | 放射線 | 26% | 46% |
| Niibe（(2010） | IIIB | 61 | 放射線+抗がん剤 | 22% | 36% |
| 放医研 | 合計<br>**IIIB-IVA** | **55**<br>**38** | 重粒子線 | **38%**<br>**42%** | **55%**<br>**58%** |

7％で、5年生存率は53・8％という成績です。一般的なⅢ期の5年生存率は約50％ですので、一応の満足のいく数字かと思います。

一方、子宮頸部腺がんに対して重粒子線治療単独で55例が治療されました。その治療成績をⅢB－Ⅳ期に限ってみると5年生存率は42％で、他の成績よりも約20％良好な成績が得られています（**図44**）。

第5章

# 重粒子線治療を受けて患者さんたちの声

本章のインタビュー記事は、重粒子線治療を受けられた患者さんの、実際のお話をもとにまとめたものです。

ご自身の病気について、重粒子線治療にどのようにしてたどり着いたのか、それまでの不安や葛藤、希望。他にあげられていた治療法、重粒子線治療でいこうと決断に至った理由、医師とのやりとりやご家族の反応。そして治療中のこと、治療前後の症状や生活の変化、その後の経過や副作用などについて、いろいろとお話をいただきました。

重粒子線治療について知りたい、受けようかお考えの方にとって、この体験談は大いに参考になることと思います。

※インタビューは順不同です

## T・Sさん（50代・女性）

**◎治療メモ**

病名　頭頸部がん（骨肉腫）

2004年3月　頭頸部の上顎骨から発生した骨肉腫と診断

2004年5〜6月　重粒子線治療を受ける（16回照射）

# 100万人に1人という上顎骨の骨肉腫に

**——病気には、どのように気づかれましたか。**

**Tさん**　2003年10月ごろ、洗面の際に、顔の左側に小豆大のしこりがあることに気づいたのが初めてです。しかも少しずつ大きくなっていく感覚があったので、総合病院などでいろいろ検査をしてもらいました。ですが、どんなに調べても良性の結果しか出てきません。にもかかわらず、腫瘍が育っている感じが続いていまして……。そんなとき、私のホームドクターが国立がんセンターの先生とお付き合いがあるということで紹介いただき、1週間入院して病理検査を受けました。その結果、100万人に1人の割合で発症するという頭頸部《とうけいぶ》の骨肉腫《こつにくしゅ》、つまり顔の骨にできた悪性腫瘍だと診断されたのです。

**——どんな治療法があげられたのでしょう。**

**Tさん**　当時は抗がん剤も放射線も効かないということでしたので、外科手術です。それも、「顔の半分を削り取ることになるので、覚悟しておいてください」という衝撃的なものでした。それからはもう生きた心地はせず、奈落の底に落ちたような日々。桜の季節でしたが、私の目にはこの姿も薄墨のような、灰色にしか映りませんでした。奈落の底に落ちた私は、一体どんな生き方をしたらいいのか、ひたすら悩んで……。そんな2週間が過ぎ、外科手術を4日後に控えた日の午後、主人が会社からファクスを送ってきたんです。それは、〈重粒子線治療　深部のがん細胞根絶〉と書かれた3月25日付新聞記事でした。主人が電話をかけてきたので私は、「もう手術を受ける決心はついているのだから、余計なことをしないで」と伝えました。しかし主人は、「頼むから、送ったファクスを読んでくれ。お願いだから読んでくれ！」と。

そのときふと、顔の半分なくなるのは、実は私よりも主人のほうが嫌《いや》なのではないか、あきらめられないのではないかと思い至りまして、ファクスを取り上げました。読み進めていったのですが、気がついたときには放射線医学総合研究所「重粒子医科学センター病院」（以下、放医研）に電話をしていたんです。


**――ピンとくるものがあったのですね。**


**Tさん**　時刻はすでに午後4時を過ぎていましたが、電話に出た方に現状をお話しすると、「電話を切らないで、そのまま待っていてください」と言われ、M先生に替わっていただきました。M先生は、「Tさん、資料一式を揃えて、3月29日月曜、朝一番で来てください」とおっしゃいました。

その日は奇しくもがんセンターの入院予定日でしたが、直感的にとにかく駆け込もうと思いました。M先生とお話ししているうちに、まるで神様に、「こっちにいらっしゃい」と手招きされているような感じがしたのです。

しかし、電話をかけたその日は木曜日。翌週の月曜に放医研へ行くためには、翌日の金曜日しか資料を集める時間がありません。

金曜の朝一番でがんセンターにかけ合いに行き、ご理解いただいて、紹介状と資料一式を揃えてもらいました。ただ、紹介状を書くからには、入院も手術の予定もすべて白紙にするのが条件。忸怩《じくじ》たる思いはありましたが、重粒子線治療にかけようという気持ちになっていましたので、資料一式を持って3月29日、放医研を訪れました。

## ◎今までで最も高い線量の重粒子線治療を開始

### ——急展開となりました。

**Tさん**　放医研では、PET、CT、MRI、骨シンチグラフィー（骨の代謝状況を調べる検査）などを行ない、条件をクリアすれば重粒子線治療が可能だということでした。
私は自宅から通いで4つの検査を1週間ごとに受けに行きましたが、結果が分かるまでは本当に不安で、ほとんど人間の生活とは思えないような気持ちで毎日を過ごしていました。

しかし、ありがたいことにすべての適応条件を満たしておりまして、重粒子線治療を受けられることが決まりました。またひとつ、希望がつながった瞬間です。

頭頸部の骨肉腫に対しては、これまでで最も高い70・4GyEという線量での治療になりました。私がその第1号。ですから後遺症も副作用も、すべて予測です。まずはまわりからも一緒に照射して、最後にピンポイントで狙い撃つ、という治療計画でした。そのため照射は広範囲。照射するごとに顔の左側がどんどん赤く、やけどのような状態になりました。でも、それは覚悟していたこと。今はもうその跡はまったく残っていませんし、この12年の間に技術や薬も進化しました。赤い顔になる副作用は、はるかに軽減されているそうです。

**――その後の経過はいかがでしたか。**

**Tさん**　退院後2カ月して、激痛がきました。骨のがんが死滅したあとの腐骨《ふこつ》からくる痛みだそうです。個人差はあるのですが、私の場合は通常のモルヒネでは痛みが制御できないほどひどく、考えることも動くこともできない。日常生活を送ることが不可能なほどじっと固まって、もう死んでいるような状態です。そこで、当時できたばかりの鎮痛剤「デュロテップ」を用いました。これは非常に強い痛みでも抑えるモルヒネで、皮膚に貼って使用します。04年9月の時点ではまだ保険適用外で値段も高かったのですが、私の激痛はこの鎮痛剤しか効かないレベルだということで、放医研に1カ月近く入院し、痛みを取る治療を始めました。結局、一番強いパッチを貼って、ようやく痛みが鎮《しず》まったのです。

デュロテップを使い始めておよそ10カ月後、M先生から、「歯を何本か抜いて腐骨を除去しましょう」というお話がありました。

腐骨除去はタイミングを計るのが大変難しいらしく、早すぎるとがんが完全に死滅しておらず、遅すぎると重粒子線の影響が照射野に及び、歯を残しておける範囲が狭まるとのこと。とはいえ、デュロテップで痛みもコントロールできていましたし、正直なところ、1本でも歯を抜くことに抵抗がありました。先生にそう伝えると、「気持は分かるけれど、デュロテップは心臓に相当な負担をかけるので、いつ心臓が止まってもおかしくない。Tさんの使っているのはそれだけ強いものだし、腐骨を除去すればデュロテップも必要なくなる」とおっしゃいました。

それで05年7月、T歯科大歯科口腔外科のT・M先生による腐骨除去手術を受けました。歯を3本抜いて腐骨をかき出し、義歯を作ったのですが、M先生のタイミングの読みは、大変素晴らしいものだったようです。

**――治療の間、ご家族はどんなご心境だったのでしょう。**

**Tさん**　ひと山乗り越えてまたひと山ですから、とても不憫《ふびん》に思っていたようです。でも私としては、この試練を乗り越えなければ、何のために重粒子線治療を受けたのか分からないとわが身に言い聞かせ、過ごしていました。

先生方も〝先生然〟としておらず、皆さんおおらか。気さくに話ができる雰囲気です。特に私は第一号だったこともあって、先生たちとがっぷり四つに組んでお互い一生懸命。それも励みになりました。

## 治療から12年、患者会を立ち上げ

## 重粒子線治療普及のための講演も

——退院後、患者会を立ち上げられました。

**Tさん**　退院時、放医研で知り合った仲間と連絡先を交換し合い、05年1月に第1回患者会を開催しました。杖をついた方、大きなマスクをした方、抗がん剤の影響で抜け落ちていた髪が見違えるようにフサフサになった方など10人が集まりましたが、皆さん本当にたくましく生きていらっしゃると、感動しました。

患者さんは、いくら家族でも言えない、患者同士でなければ分かち合えない痛みや不安、悩みを持っています。患者会は、そうしたことが本音で話せる、ちょっとした言葉をかけ合うだけで気が楽《らく》になる、そんな情報交換の場です。遠方の方とは、お手紙やメール、お電話をいただいたりして、交流を深めています。

医師との関係に、悩みを抱えている方も少なくありません。素晴らしいお医者様がいる一方で、中には病気を診《み》ても病人や患者を見ず、パソコンだけを見ている先生もいらっしゃいます。もちろん、先生も神様ではありませんけれど。

私は皆さんに、2つのことをお伝えしています。「先生に聞きたいこと、聞きにくいことがあったら、質問事項を箇条書きにして手帳にまとめ、病院に行くこと」。最終的な選択を迫られたときには、『もし先生だったら、先生のご家族だったら、どの治療法を選択しますか』と聞くようにすること」。

そうすると先生も真剣になって、逃げられませんからね（笑）。

**——さまざまな講演活動をされています。**

**Tさん**　治療から3年ほど経ったころ、骨肉腫に関する講演会を傍聴しに行きました。そこで、骨肉腫患者の生存率のグラフを目にしたのですが、発症してから2年まではゆるやかなカーブ、でも5年のところはゼロ。骨肉腫はそれだけ過酷な病気なんだと改めて知り、見ていて気分が悪くなるほどでしたね。

と同時に、今自分は3年目のところにいるのだから、それをもっと伸ばしていかなくては、と感じました。これからは単に生きるのではなくて、人のためになるようなことをしていきたい、と思うようになり、ボランティアに目覚めたのです。

09年にあるテレビ番組に出させていただき、重粒子線治療によって生還した話を広く紹介しました。治療から丸5年経過した2010年には、放医研とG大学の共催で行なわれた粒子線治療世界会議に招かれ、患者として講演をさせていただいたことも。

その他、傾聴ボランティアをしたり、いろいろな講演会でお話をさせていただいたりしています。

16年4月、手術が難しく骨や筋肉などにできる骨軟部腫瘍の重粒子線治療に、ついに公的医療保険が適応されることになりました。大変嬉しいニュースです。

**――活動のエネルギーは一体どこからくるのでしょう。**

**Tさん** 以前の私は、お茶や生花が趣味の幸せな主婦でした。でも病気になって、「死と生は表裏一体。人間は誰もが死に向かっており、必ず死ぬのであればどういう生き方をすべきか。生きているのではなく、生かされているのだ」ということに気づいたんですね。

ですから患者会も講演会も、私に課せられたひとつのミッション。動けるうちは進んで動かなくては、と考えているのです。放医研の先生方にも、「私にできることがあれば、何でもおしゃってください」とお伝えしています。

病気をしてからの人生のほうがとてもドラマチックだと、感じています。

ケース2

## O・Yさん（40代・女性）

**◎治療メモ**

病名　仙骨の腫瘍（脊索腫《せきさくしゅ》）

2004年1月　仙骨脊索腫と診断

5～6月　重粒子線治療1回目（仙骨）

2005年10月　重粒子線治療2回目（左臀部）

11月　重粒子線治療3回目（右腸骨）

2008年9月　重粒子線治療4回目（左腸骨）

2009年6月　スペーサー挿入手術

2009年7～8月　重粒子線治療5回目（仙骨）

2010年12月　重粒子線治療6回目（仙骨左側）

2011年10月　左大腿股関節置換手術

## ◎痛みを抱えながら病院を転々 ようやく病名が判明

――脊索腫とは、どういう病気ですか。

**Oさん**　私が母親の胎内にいる時、背骨の基礎となっている脊髄の下の部分、「脊索《せきさく》」に残存した物に由来する腫瘍だそうです。脊索の両端、つまり頭蓋骨の深部（頭蓋底）にある骨や、骨盤後方の仙骨《せんこつ》に発症しやすいとのこと。私の場合は、仙骨にできました。進行が遅いため、中年期以降になってから発症することが多く、そのまま高齢になる人もいるそうです。

――初めはどんな症状がありましたか。

**Oさん**　以前から腰に違和感はあったのですが、２００３年の9月ごろ、椅子に座っているときに、骨の出っ張りが座面に当たるような感覚がしました。体が硬いせいか、お尻に肉がないせいなのかなと思っていたら、そのうち歩いている途中に激痛が走り、足を前に出せず数秒立ち止まる、ということが起きたんです。数秒後には普通に歩けるようになるのですが、これが2〜3回続いたのでどうもおかしいと思い、地元の総合病院へ行きました。
その際の診断は、「神経痛の疑い」です。ＭＲＩを撮るほどではないといわれ、ビタミン剤を処方されました。ところが痛みは一向に治まらないので、週2〜3回リハビリへ通うことに。足を牽引されたり持ち上げられたりしたのですが、もう涙が出るほど痛くて、一晩中眠れないほどになりました。仰向けでもうつ伏せでも、右側を下にしても左側を下にしても、とにかく痛くて横になれないんです。痛い、痛いとうなる状態。そこで一晩中立ってテレビを観たり本を読んだり。睡魔が来《く》るとさすがに数時間は眠れますが、一度目覚めると駄目。ほぼ立って暮らしていました。

**――相当な痛みだったのですね。**

**Oさん**　友人の勧めで婦人科にも行きましたが、何も見つかりません。職場の上司に話をしたら、いい鍼《はり》の先生を知っているけれど、人気のある先生なので予約が取れるのはだいぶ先になる、とのこと。ならば、と自ら別の鍼灸《しんきゅう》院を調べ、そこの院長先生に診《み》ていただきました。でもやはり原因は分からず、整形外科への紹介状を書いてもらいました。
紹介された整形外科を受診し、１週間後にＭＲＩ検査を受けました。結果はすぐに出て、先生に「がんセンターを紹介します」と告げられました。私は、「がんなのですか？」と聞きましたが、返事は、「もっと詳しい検査をしてください」でした。

がんセンターで組織を取ったり、さまざまな検査を受けた結果、仙骨の脊索腫（口絵・図19参照）だと診断されました。病院を転々として、本当の病名にようやくたどりついた形です。

そのときは自分のこととして受け止められないというか、真実味がなかったですね。出産以外で入院したことはありませんでしたし、まったく聞いたことのない病名です。調べようにも、情報は限られていました。

## 転移が見つかり、重粒子線治療を合計6回経験

**――重粒子線治療を受けるに至った経緯を教えてください。**

**Oさん**　がんセンターの先生から、治療方法としては外科手術、または重粒子線があると説明を受けました。費用は、手術なら約100万円、重粒子線治療だと314万円。金額だけ聞くと手術かなと思いましたが、手術の場合、後遺症として歩行がかなり困難

になったり、人工肛門になったりする可能性があるとのこと。重粒子線は、がんだけを狙い撃ちするため身体への負担が少なく、生活に支障をきたしにくいというお話でした。家族もいろいろ調べてくれて、それで重粒子線治療を選んだのです。

**――不安や葛藤もあったと思います。**

**Oさん**　もしかしたら死んでしまうのでは、と思ったりもしましたが、なぜか自分のことを客観視している自分がいましたね。

最初の入院までに少し時間があったので、病院にはどの本を持っていくかリストを作ったり、入院中は今後自宅でできることはないか、いろいろなアイデアをメモしたり。退院後は自宅を開放して、お花の先生をしている友人にフラワーアレンジメント教室を開催してもらいました。この教室、今も月に1回続いているんですよ。もともと家を建てたとき、人がたくさん集まるオープンな場所にしたいと思っていましたから、ちょうどよかったんです。

当時、小学校3年生と5年生だった子どもの世話は、主人の姉がしてくれました。ありがたいことに泊まり込みで来てもらえたのですが、実の姉なので主人も気を遣《つか》わずに済み、本当に助かりました。

**――重粒子線治療を実際に受けられて、いかがでしたか。**

**Oさん**　初めは、大きい腫瘍に対してそれなりの線量を照射したため、治療後にひどい疲労感に襲われました。腰に鉛《なまり》を付けているような、重い感じです。何もする気がなくなり、ひたすら横になりたいという状態。でもそれは一時的なもので、しばらくすると元に戻りました。

ただ私の場合、その後に腸骨、臀筋などに転移が見つかり、合計6回の重粒子線治療を受けています。一度の入院で2カ所、治療をしたこともあります。このときは、1つの型（固定具）で2カ所受けました。排尿や排便をつかさどる神経が重粒子の影響を受け、便秘になりやすくなりました。たまに、ビリビリと突き刺すような痛みも出ましたが、最近はあまり感じません。

今も肺や恥骨に転移があります。肺の腫瘍は、左右にたくさん散らばっているため、数が多すぎて重粒子線治療はできないとのこと。がんセンターの先生から、他の治療法があるとうかがっていますが、リスクも高いようですし、まだ痛みや息苦しさもないので、抗がん剤治療も何もしていません。痛みが出たら、痛み止めの薬で抑えるほうがいいのではと思っています。

左の大腿骨にも転移がありました。腫瘍が大きくなって、骨が折れやすくなる前に取り除いたほうがいいというお話でした。しかしよく動かす部分のため、骨の再生を妨げる恐れがある重粒子線治療は適応しません。そこで、外科手術を受けました。

でも正直なところ、手術によって歩きづらくなりましたし、痛みも出ます。果たして最適な選択だったのかなと、今でも考えてしまいます。

他には、スペーサー挿入のために腹腔鏡の手術も受けました。基本的に重粒子線はピンポイントでがんを狙い撃ちしますが、このときは患部が消化管に接していたため、万が一を考えて、バリアーとしてスペーサーを入れたのです。

**――大変な闘病生活です。**

**Oさん**　何度も何度もなので、またか、と思いました。自分としては、そんなにショックに感じていないような気がするんですが、心の奥底では違うのかもしれません。鈍感になることで自分を守っているのかな、と。

でも、意識しすぎないほうがいいんでしょうね。私自身、あまり病気だと思っていませんし、まわりの方にも、「どこが病気なの?」って驚かれるほど。そうやって楽しく過ごしていたほうが、病気のことを忘れられます。

治療費は、生命保険の一時金が下りたのは大きかったですね。たまたまがんと判明する1年前に勧められて入ったのですが、時期が微妙だったため、生命保険会社にはさんざん調べられました。転々とした病院すべてに、連絡を取って確認したようです。

**――ご家族やまわりの方は、いかがでしたか。**

**Oさん**　家族は、いつも通り普通に接してくれます。逆に、いたわってくれないくらい(笑)。「なんで私は病気なのに、こんなに家のこといろいろやって忙しいのよ!」みたいな。だから、入院したら家事を休めるかな、とも(笑)。それがいいのかもしれませんね。特に重粒子線治療の場合、退院後すぐに動けるので、そのまま仕事に行ったこともありました。

友人や近所の方たちも、本当によくしてくださいます。車で送り迎えをしてくれたり、退院後、自宅の2階に上がれないほどひどい体調のときには、皆さんが食事を作って持って来てくれたり、交替でお掃除に来てくれたり。とても大きな支えになっています。

**――お人柄なのでしょう。**

**Oさん**　巡り合わせだと思います。がんにならなければ、自分の人生を見つめ直すことも、これまで接点のなかった方とお話をすることもありませんでした。人には恵まれていると思います。がんとひと口にいっても種類はさまざまですし、どの段階で発見されてどの病院に行き、どんな先生に当たったか、その人の年令や性格、考え方、状況によって、全部変わってきます。

そんなとき考えるのは、すべてがバランスとケースバイケースだということ。食事の場合、仮に暴飲暴食してしまっても、別の日に節制して、全体でバランスが取れればいいじゃないですか。人間だから失敗もします。だからあまり神経質になりすぎず、おおらかにしていたほうがいいのかな、と思うんですね。

これまで放医研とがんセンターを行ったり来たりして、重粒子線治療を幾度も受けました。大腿骨の手術の際、人工骨頭にして金属が入りましたし、これ以上、重粒子線をやると骨がもろくなる可能性があるということで、次の治療の予約は入れていません。

今、趣味でコーラスをやっているのですが、いろんな発表会や音楽会に行ったり、患者会ではお酒を楽しんだり、しょっちゅう出歩いているんですよ。

ケース3

## H・Mさん（50代・男性）

**◎治療メモ**

病名　膵がん

２０１２年４月　膵がんと診断

6〜7月　重粒子線治療を受ける

２０１３年11〜12月　再発で重粒子線治療２回目

２０１４年12月〜２０１５年１月　再再発で重粒子線治療３回目

## 余命1年未満の膵がんと診断 初めに感じたのは、強い〝怒り〟

**——膵がんは、早期の発見が困難だといわれていますね。**

**Hさん**　当時は外資系企業の営業部門に勤務しており、朝9時から夜10時近くまで仕事に追われる日々。だるさや背中の痛みは感じていたものの、それだけ忙しくしていれば、疲労も蓄積するだろうと思っていました。

しかし、さすがに気になります。初めは胃の病気を疑って、胃カメラの検査を2度受けましたでも、異常はありませんでした。

他に何か病気があるのではと思い、近くの大学病院でCT検査やエコー検査をした結果、膵《すい》がんだと判明しました。ステージはレベルⅣa。タテ7センチ、ヨコ4センチと結構大きく、腹腔動脈《ふくくうどうみゃく》と門脈《もんみゃく》に浸潤が見つかったため、手術は不適合と説明がありました。余命は半年から1年が平均値とのこと。私は完治不可能な患者だったのでしょう。とはいえ、そのような状況になっても、やらなければいけないことがたくさんあったのも現実です。

**――病気について、いろいろ調べられましたか。**

**Hさん**　そのときは膵がんに対する知識などありませんから、ネットで情報を集めることから始めました。本などでもかなり調べましたが、5年生存率5%と、希望が持てる情報が全然入ってこないので、愕然《がくぜん》とするばかりでした。

そんなとき、家内が千葉県に重粒子線治療の病院があるという情報を見つけました。ぜひ、セカンドオピニオンを取りたいと思いましたね。

というのも、膵がんだと分かったとき、一番感じたのは怒りでした。もちろん絶望的になり、落ち込みもしましたが、何より感じたのは、強い怒り。人の許可もなく身体に勝手にこんなものを作って、と強く憤慨する気持ちです。とにかく、がんに一撃を加えないと気が済まない。仕事では何度も修羅場をくぐってきて、ある意味で危機に対する対応は経験を積んできていたので、がんに対しても何かやらなければ納得がいかない、と。

医師からは、まず抗がん剤を始めましょうと告げられていましたが、延命にしかならない治療法より、強力な効果が期待できる重粒子線治療でいきたいと思いました。

重粒子線治療を基本に据えたいという強い意思を大学病院の先生に伝えて、放医研への紹介状を書いてもらったのです。

## 3回の重粒子線治療を受け腫瘍マーカーは基準値に

**――重粒子線治療は、どのように進んでいきましたか。**

**Hさん**　初めは腫瘍が大きすぎるということで、照射する数カ月前から抗がん剤を開始し、小さくしようとしましたが、結果的にはあまり効果はありませんでした。

治療を急ぐ必要があったので、2012年7月、1回目の重粒子線治療を受けました。やはりがんが大きかったので、1回の重粒子線治療ではすべての腫瘍は消滅せず、腫瘍マーカーCA19－9は100超と高いまま。その後しばらくは、「ジェムザール」という抗がん剤を使いました。

ジェムザールに対する耐性ができたのか、じわりじわりと腫瘍マーカーの数値が上がってきたので、「TS－1」（ティーエス・ワン）という抗がん剤に切り替えました。加えて翌年12月、2回目の重粒子線治療を受けることになりました。1回目のときは、膵臓の中央　膵体部《すいたいぶ》に照射したのですが、2回目は十二指腸に近い部分の膵頭部《すいとうぶ》に2つある約3センチのがんを狙うことに。これは効果があり、腫瘍マーカーは基準値に戻りました。

ところが、次はＴＳ－１による副作用が出てきたのです。身体の末端に影響するようで、顔や爪が黒くなりました。中でも一番困ったのは、目に症状が出たこと。角膜に傷が付いて、光を見ると乱反射し、眩しくて日常生活に支障をきたすほどでした。そのため、半年ほどＴＳ－１を飲むのを中止しました。

今思うと、その選択は正しくなかったようです。目の治療をしながら、抗がん剤を続けるべきでした。

**――その後、3回目の重粒子線治療を受けられました。**

**Hさん**　腫瘍マーカーの数値がまたじわじわと嫌《いや》な上がり方をして、基準値を上回ったので、放医研に行って検査を受けました。すると、膵臓の後ろのほうの神経叢《しんけいそう》に、5～10ミリのがんが見つかりました。それで14年12月、3回目の重粒子線治療は、神経叢を中心に照射しました。

治療の翌々月から現在に至るまで約1年半、腫瘍マーカーは基準値内で、ＰＥＴでも集積が認められていません。ただ、膵がんは難治性の高いがんなので、これで終わったとは思っていません。

今は、眼科にかかりながらTS－1の服用を続けています。もしまた再発することがあっても、あわてることのないよう準備は必要だと思っています。がんとの戦いは、とにかく情報収集。総括的に見て、情報を取って、優先順位を決める。それがすごく大事ですね。

**――重粒子線治療中、ストレスに感じたことはありましたか。**

**Hさん**　治療自体は痛くもかゆくもありませんが、位置決めのため、横になってじっと待っている時間が長いですね。30分ほどですが、昔行ったきれいな場所をイメージしたりして、リラックスするよう心がけました。

放医研の現在の主治医Y先生は重粒子治療の世界的な権威であり、巡り会えたことは大変幸運でした。本当に、命の恩人だと思っています。

1回目のときお世話になったのは、T先生。同じ九州出身なので、心通じるものがありました。

ともに熱心に診察と治療をしていただき、本当に感謝しています。

## ◎膵がん患者のために経験や情報を伝えていきたい

――副作用はありましたか。

**Hさん**　副作用は特にありませんでした。ですが、もともと糖尿病だったので、今は朝昼晩、血糖値を計ってインスリン注射を射っています。低血糖になると危ないので、常にブドウ糖のタブレットを持ち歩いています。

抗がん剤を飲んでいるので、免疫力がどうしても下がります。体力の増進、また自己免疫力を上げるため、昼食と夕食後1時間以内に20分間のウォーキングを毎日欠かさず行ない、十分な睡眠を取るよう心がけています。

――治療費はどう工面されたのでしょう。

**Hさん**　生命保険に高度先進医療の特約は付けていなかったのですが、「リビングニーズ」といって、医師が余命半年と診断すると保険金が支給される仕組みが付加されていたので、それを重粒子線治療の費用に充《あ》てました。
今は定年退職していますが、治療中の4年間はずっと休職扱い。人事部と産業医の間では、「そんな大変な病気の人を会社に呼んで働かせて、具合が悪くなったらどうするの？　責任は誰が取るの」というようなやり取りがあったと聞いています。会社からは傷病手当金の支給もあり、治療を継続することができました。会社の気遣いには感謝しています。恵まれていたと思います。

**――お仕事中心の生活が、一変しました。**

**Hさん**　ずっと家にいるので、初めは家内も新鮮さを感じているようでした。今までは仕事が忙しく、家にいる時間があまりなかったからでしょう。
56歳で膵臓にがんが見つかり、いろいろなことを考えたわけですが、もし残り半年～1年で逝くなら、なんてあわただしい一生だったのかと思いました。ただ、ふと顧みたとき、20～30代でがんになったわけではないし、忙しいながらも仕事は面白かった。評価もついてきた。経験すべきものは経験した。どちらかというといい人生だったのかな、と感じでいます。

今は、同じ病気を患っている人のために、情報を提供したいと考えています。私は手術不能、抗がん剤治療をしても余命半年～1年と宣告されましたが、重粒子線治療を受けたことにより、生き延びることができています。ですから今後は、同じ病気になった方たちに、治療の選択肢を広げるような情報の発信をしていきたいのです。

膵がん患者支援団体の集まりでは、体験談をお話しさせていただいたこともあります。やはり、同じ体験をした人にしか、この気持ちは分からないと思いますから。

ケース4

## H・Iさん（40代・女性）

**◎治療メモ**

病名　目の腫瘍（ぶどう膜悪性黒色腫）
2004年2月　ぶどう膜悪性黒色腫と診断
　　4月　重粒子線治療を受ける（5回照射）

## ◎寝ようとして目をつむったときに光がひと筋スーッと入ってきた

**――ご病気について教えてください。**

**Hさん**　眼球は、外側にいわゆる白目と呼ばれる強膜《きょうまく》、中間に虹彩《こうさい》・毛様体《もうようたい》・脈絡膜《みゃくらくまく》からなるぶどう膜、内側に網膜《もうまく》と、3つの層でできています。ぶどう膜悪性黒色腫とは、ぶどう膜内に多く含まれるメラニン細胞ががん化したものだそうです。

異変に気がついたのは2004年3月、痛くもかゆくもなかったのですが、夜、布団に入って目をつむったときに、光がひと筋スーッと入ってきたんです。何だろう？　と思ってしばらくすると、また光がスーッと。

ちょうどそのころ、次男のアレルギー性結膜炎がひどくなったので、眼科にかかる機会がありました。知り合いの先生の弟さんがS病院で眼科医をされているので、次男の治療のついでに、私もちょっと診《み》ていただけることになったんです。先生も気軽に、「では診ましょうか」と言ってくださったので。ところが検査を進めると先生は、「あれ？」という反応をされました。

「目の中に腫瘍があります。何か大きな病気をされましたか」と聞かれたものの、思い当たるフシは一切ありません。先生がおっしゃるには、何かがなければここに腫瘍ができることはない、とのこと。その先生は、K病院にぶどう膜の権威とされる医師がいるので一度診てもらったほうがいいと、紹介状を書いてくださいました。

後日、K病院を訪れ超音波検査をしたところ、その先生は「悪性黒色腫だと思います」とおっしゃいました。私は、「細胞を取ったり、他の検査はしないんですか」と聞き返しましたが、返事は「ここにできるのは、悪性黒色腫だけです」とのことでした。

正直なところ、超音波で何が分かるのか、本当にそうなのか、疑問に思いましたね。

**――驚かれるのは当然です。**

**Hさん**　先生は、「当病院では治療はできません」と言いました。この病院で治療できないなんて、どんな病気なんだろうとびっくり。聞けば、1年に1人いるかどうかの病気とか。当時は、1000万人に2人の割合とのこと。なんで私が⁉　と思いました。先生から、国立がんセンターで治療を受けるか、千葉の放医研で重粒子線治療を受けるか、どちらかがいいのではと提案されたので、まずはがんセンターに行きました。がんセンターでの治療法としては、目に放射線が出るチップのようなものを縫い付け、1週間ほどそのまま放置してがんをやっつける、というもの。ただし基準では、がんは5ミリまで。私の腫瘍は5・2ミリ。もしかしたら再発するかもしれないけれど、後遺症はあまりない、という話でした。

この治療法とは別に、やはり重粒子線治療を勧められました。それで放医研への紹介状を書いていただき、予約を取ったのです。

放医研の担当はT先生で、お話はなんと2時間近くにも及びました。重粒子線治療について事前に調べてはいたものの、十分に理解できていなかったので、重粒子線とは何かというところから始まって、分からないこと、疑問に思うこと、本当にいろいろとお聞きし、詳しく教えていただいたんです。

放医研には眼科の先生がいなかったので、提携先のC大学に当時いらしたM先生にすぐ電話をかけて、話を取りつけてくださいました。M先生はちょうどC大から別の大学に移る時期だったそうで、ギリギリセーフで間に合った形です。

先生のご説明によると、重粒子線を腫瘍にピンポイントで照射するために、まずは目印となるチタンチップを目に縫い付ける手術が必要。後遺症として白内障や緑内障、網膜剥離などが考えられるけれど、がんは高い確率で叩ける、とのことでした。

**――重粒子線治療を選んだ決め手は、何だったのでしょう。**

**Hさん**　欧米に同じ病気の人が多いというので、知り合いの先生に向こうの資料を取り寄せてもらったり、いろいろと情報を集めはしたのですが、決め切れず、ずっと迷っていたんです。

それでもう一度がんセンターに行って、両方の治療について相談をしましたが、最終的に決断するのは自分です。

決め手となったのは、放医研でT先生がとても親身になって接してくれたこと。眼科のM先生の、「重粒子線治療はあなたにとって、とてもいい治療です。僕があなたと同じ病気になっても、この治療を選びますよ」というお言葉。これらに背中を押されて、重粒子線治療を選びました。「がんが再発して命を取られるよりは、目をひとつ取られるほうがいいや」と、ふっ切れたんです。

一時は外に出られなくなり、睡眠薬がないと怖くて眠れないほどにも陥りましたが、重粒子線にすると決断してからは、気持ちもだいぶ楽《らく》になりました。

## ◎重粒子線治療から12年 後遺症は残ったものの再発はなし

——重粒子線治療が始まってからのことを教えてください。

**Hさん**　まず、照射時の目印となるチタンチップを縫い付けに、C大学に1泊2日の入院をしました。

麻酔は目薬。手は固定され、緊張をほぐす注射を射たれました。チップは強膜に縫い付けるんですが、初めに、目を閉じないよう半透明の膜みたいなものを貼られます。なので、針や糸がぼやーっとですが、全部見えるんですね（笑）。そんなに長い時間ではないのですが……。

この手術の翌日は、次男の卒業式でした。ほこりなどが入らないよう、目をカバーするテープを貼って行ったので、学校までの道のりが怖くて、友人からも「どうしたの！」と言われました。ただ、ビデオカメラで息子の姿を撮るときは、わざわざ片目をつむらなくていいので便利でしたけどね（笑）。

それから放医研でマスク状の固定具を作ったり、肺や肝臓に転移がないかＰＥＴなどの検査をしたり、最後に照射のシミュレーションなどを行ない、重粒子線治療が始まりました。

照射中は1ミリも動いてはいけないので、顔全体を覆うマスクで頭、そして手足を固定されます。重粒子線が照射される地点に灯された赤い光を10秒間、まばたきせずに見たら終わりです。

最初は、すごく緊張しました。暗い部屋の中に固定具があって、治療室の扉を閉められたときには恐怖を感じたほど。と同時に、ちゃんとやらなきゃ、とも。でもそんなとき、T先生がマイクで声をかけてくださったんですね。「は〜い、Hさん〜」と、緊張感のない声で（笑）。「赤いの見えますか？　じゃあいきますよ〜」って、のほほんとした声に救われました。

10秒というと長く感じますが、意外と早かったです。これを1週間に5回繰り返しました。

**——副作用や後遺症はありましたか。**

**Hさん**　2週間後、まぶたに水ぶくれできて、お岩さんのようになりました。やけどみたいな感じです。まぶたの開け閉めが痛くて、塗り薬を塗っていました。あらかじめ聞いてはいたものの、鏡を見ては「こんなになっちゃった」と思いましたね。まつげも抜けましたし。でも、皮膚の回復とともに少しずつよくなっていきました。今も小さいアザは残っていますが、だんだん気にならなくなるものです。

あとは、視力が落ちて、真っ暗ではないんですが、ほとんど見えなくなりました。重粒子線はものすごい威力ですので、網膜剥離《もうまくはくり》を起こしたんです。4回目の照射時、赤い光はほとんど見えなくなっていました。普通の網膜剥離とは違いますので、元に戻ることはありません。

しばらくは、目をつむっても光がチカチカとチラついて落ち着かず、すごくイライラしました。それに、片目が見えないと距離感が分からなくなるので、初めは戸惑い、落ち込みました。お茶を淹《い》れるにしても、変なところに淹れてしまう。歩いているときは、ちょっとした段差も怖い。でも徐々に慣れて、それなりに距離感が分かるようになりました。人間の身体って、すごいですよね。

**——ご家族も心配なさったでしょう。**

**Hさん**　実は次男が今、医学部に通っているんです。私が病気になったから医者を目ざしている、という美談ではないんですが（笑）。実習でいろいろな先生に会うこともあり、私の経験を、興味を持って聞いてくれるようになりました。長男は保険会社に勤めているので、高度先進医療についての話をしたりします。うまくできていますね。

私はというと、現在は自宅でプリザーブドフラワーとアーティフィシャルフワラーの教室をやっています。治療直後は、視力がなくなっていく恐怖でしばらく家に引きこもっていました。でも、何か打ち込めるものをと考え、病気の前から続けていたお花を本格的に習い、資格を取得したのです。お花に夢中になっている間は、不安や恐怖心を忘れることができました。お花たちには、本当に救われています。

今年で重粒子線治療を受けてから12年。3カ月に1回、M先生に目を診てもらい、半年に1回放医研に行っては、MRIとCTを交互に撮っています。今のところ再発も転移もありません。

悩みも、落ち込みもしましたが、ベルトコンベアに乗ってトントン拍子で治療が進んでいった気がします。自分では見えない力が働いたのでしょうか。

視力はほとんど失いましたが、私にとっては最良の治療だったと思っています。

ケース5

## H・Mさん（50代・女性）

◎**治療メモ**
病名　乳がん
2013年2月　乳がんと診断
4月　重粒子線治療を受ける（4回照射）

# 「切って取って、あとは放射線」に納得がいかなかった

**――乳がんは、12人に1人がなるといわれています。**

**Hさん**　毎年1回、会社で人間ドックを受けるのですが、毎回、何かしらひっかかりはするものの、再検査しても何も異常は出なかったんです。今回も同じパターンかなと思って、地元の市民病院へ再検査に行ったら、乳がんだと告げられました。初期でステー

ジはI期。大きさは2センチ×1・5センチ。

担当医の女の先生は治療方法について、「切って、あとは放射線だ」と言います。私としては、がんはまだ小さいのに切って取って、放射線をやる必要あるのかが疑問で、納得いかなかったんですね。どれだけ切るのかも分かりませんでしたし、それに対して何の説明もありません。

それで、「放射線は嫌《いや》です」と言うと、返事は「セットですから」。検査の話になり、以前MRIを撮ったとき、造影剤に対するアレルギー反応が出たのでその旨を伝えると、「では、MRIなしで」ときました。

病院側にとっては日常なのでしょうが、私にとっては初めてのこと。がんだと分かっただけでもショックなのに。この先どうなるんだろうって、普通は思うじゃないですか。乳がんは切って取ればいいというのが一般的なイメージなのでしょう。でも自分の体なので、まずは自分が納得しないと。

**——重粒子線治療には、どのようにたどりつきましたか。**

**Hさん** ずっと通っている皮膚科があるのですが、先生に、「実は乳がんになったんです」と告げると、その皮膚科の先生のお父様が前立腺がんになり、千葉県にある放医研で重粒子線治療を受けたとのこと。「もし興味があるなら、私や父の名前を出してもいいので連絡してみたら」とおっしゃってくれました。

同じ時期に、知り合いの方が重粒子線治療を受けようとしている、という話も聞いたんです。

そこで、次に市民病院に行った際、先生に重粒子線治療の話をすると、「そんな民間療法にいくんですか？」と。もう、こちらが「え？」という感じ。特に地方はそうなんでしょうか、病院と手術に対する絶対的な信仰があるように思いました。

では、自分でどうにかしなければと、重粒子線治療を受けられるところへ、片っ端から電話をかけたんです。九州（国際重粒子線がん治療センター）、兵庫（県立粒子線医療センター）は乳がんはやっていないとのこと。放医研にかけると、受付の方が、「今ちょうど担当の先生が見えていますので、電話を替わりますね」と言って、K先生に直接つないでくれました。

私は、「乳がんだと確定診断が出ていて、大きさも分かっています。今通っている病院では、ＭＲＩも受けさせてもらっていません」と告げると、K先生は「放医研では、これから乳がんの治験を始めますが、60歳以上が対象です。でも、MRIも撮ってもらっていないなら、一度うちにきませんか」というお話いただき、すぐに予約を取りました。

後日、放医研でMRIを撮ってはもらいましたが、ひっかかったのは年齢です。若いと再発のリスクが高いので、重粒子線治療は向きません、ということでした。でも、がんは規定内の大きさでしたし、私はあきらめ切れず、「どうしてもお願いします」と頼みました。当然、病院側の事情があることは承知していましたが、やっとここにたどり着いたのだ、自分にはもうここしかないという気持ちでいっぱいになって、涙が出てきて……。K先生は放医研病院内で何人もの先生方と相談していただき、その結果、治験ではなく実費という条件で、治療を受けられることになったのです。

**――重粒子線治療に対する、強いお気持ちがあったのですね。**

**Hさん**　ずいぶん前の話になりますが、別の病気を患いまして、全身麻酔の手術をしたことがあります。そのときの扱われ方が、何とも雑というか……。鼻からチューブをヒュッと抜かれたり、手術後の痛いときにグワッと持ち上げられてベッドにドンって置かれたり。私は皮膚が弱くて、テープを貼っただけでも肌が真っ赤になりますし、とても痛がりで、採血の注射1本も見ていられないほど。だからすごく辛かったんです。

看護師さんにとっては毎日の作業なのでしょうが、こちらにしたらすべて初めてのこと。こんなにもギャップがあるのだな、と。もう一度手術するくらいなら死んでもいい、と思ったほど辛かったので、余計に……。

市民病院の先生に、「放医研で治療を受けます。検査資料をいただきたいのですが」と告げると、「もう二度と面倒みません」と言われました。ショックでしたね、同じお医者さんなのに、こんなに違うのか、と。

## 退院後はすぐに仕事に復帰 元の生活に戻れたのがうれしい

### ——重粒子線による乳がんの治療第1号となりました。

**Hさん**　先生や技師の方にとっても初めてのことなので、固定具の型取りには時間がかかりました。横になると胸が下に流れるので、どうしたらいいのか試行錯誤しながらです。先生方は、「長くて辛いですね」と声をかけてくださって、その気持ちがありがたかったですね。

照射は、その日の最後、夜の7時や8時から行ないました。照射時間自体は短いものの、作った型に胸を元通りに収めるのに時間がかかりました。一応、胸に印は付けておくのですが、少しずつ調整しながら合わせる感じで、遅いときは深夜の11時近くになったことも。「先生、こんな時間になって家帰れますか？　ちゃんと寝ていますか？」と、逆にこちらが心配したほどです。

1回につき3方向から重粒子線を照射し、それを4回繰り返しました。5日間で終了。退院後は、すぐに仕事に完全復帰しました。

私にとって重粒子線治療の何が一番よかったかというと、そのまま仕事を続けられたことです。最近、がんと仕事の両立の難しさが話題になっています。がんをきっかけに離職される方、抗がん剤などで体調が優れず、長期療養を理由に解雇される方など、いくら完治しても、元の生活に戻れない方がたくさんいます。もし外科手術を受けていたらどうなったのかは分かりませんが、私の場合、以前の生活にすぐに戻ることができてとても幸せです。

**——治療後、気になる症状はありましたか。**

**Hさん**　その後の注射と薬で副作用が出たくらいで、特にありませんでした。身体のだるさもなく、普通に仕事を再開していました。

最初のうちは、がんの燃えカスのようなものが患部に残っているということでしたが、それも消え、現在のところ、再発や転移は見られません。

Ｋ先生のおかげで重粒子線治療ができたので、本当に感謝しています。そして放医研の先生、技師、看護師、事務の方、どの方たちもとても親切で、優しい言葉をかけてもらいました。本当にここで治療を受けられて、幸せでした。

**——1人でも多くの人に、乳がんの検査を受けてほしいですね。**

**Hさん**　私は毎年、会社で人間ドックを受けるので、がんも早くに見つかりました。大変ありがたいことです。

友人にも、乳がんになった人がいます。ステージ0の初期のがんだったそうですが、病院の先生に勧められた通り手術して、乳房を失いました。もちろん、さまざまなケースはあるのでしょうが、自分の身体なのに、切って終わりで本当にいいのかなと、どうしても考えてしまいます。

乳房を再建するにはまた手術が必要ですし、時間もかかります。そのため、まだ若いのに再建をためらっている人もいます。別の友人は、再建治療を始めて1年以上経っていますが、まだ乳頭もできていないとのこと。保険が適用になったことで、予約も取りづらいようです。

とにかく早く見つかれば、それだけ治療の選択肢が広がるので、まずは検査に行ってほしいですね。そして、自分が納得するまで行動。

友人からは、「あなたみたいに、先生に図々しく聞けない」と言われますが（笑）、痛いなら痛い、薬が合わなければ合わないと、はっきり伝えないと。

先生は当事者じゃないので、痛みも、薬の効きも、分かりませんからね。

ケース
6

T・Tさん（70代・男性）

◎治療メモ

病名　肺がん・前立腺がん

2014年10月　肺がんと診断

2015年4月　肺がんの重粒子線治療

2015年9月　前立腺がんと診断

2016年2月　前立腺がんの重粒子線治療

# 重粒子線治療ができるなら わざわざ体にメスを入れたくない

――まずは肺がんのお話からお聞かせください。

Tさん　毎年、M病院で健康診断を受けておりまして、その際、「肺に水がたまっているよ」と言われました。呼吸器科へ行って水を抜いていただいたのですが、一体その水がどこから出たのか追求している途中、気管支や肺動脈、肺静脈などが出入りする肺門のところに2センチくらいの何かがある、ということが分かりました。ただ、針を刺して組織を取る検査も怖いので、しばらく様子を見ましょうということになりました。

かれこれ2年経った2014年の9月。検査に行くと、2センチだった何かが4センチになっていると告げられました。ずっと肺に変なものがあるのは承知していましたが、動き出したのはまずいなと。そもそもたばこを吸う世代で、70歳すぎまで吸っていましたから。

10月に気管支鏡で組織を取り、がんだと判明しました。

転移がないかCTやPETを受けたところ、肺のすぐ近くのリンパ節に疑わしき反応が見られました。しかしこれは、腫瘍がリンパ節の近くにあるので、リンパ節が抵抗して悪いものが流れ出すのを止めようとしており、それに対する反応では、という判断でした。だとするなら転移はなく、早期発見なので、その病院では手術を勧められました。

でも、僕は身体を切りたくなかった。それで、ネットでいろいろ調べたんです。そうしたら重粒子線治療が出てきました。もともと、子どものころから物理や天文学が好きで、放射線関連の本をよく読んでいたものですから、その理論も理解できたんです。

**――ご自身で重粒子線治療を見つけられたのですね。**

**Tさん**　M病院の担当の女医さんに重粒子線治療の話を申し上げましたところ、どうやら先生はご存じなかったようなんですね。「ちょっとよく分からないので、お待ちください」と言って別室に調べに行き、15～20分後に戻ってくると、「紹介状用紙をダウンロードしましたので、先方にファクスします。返事がきたらご連絡しますね」とおっしゃいました。

数日後には返事があり、必要なデータも揃えていただき、後日放医研を訪れました。放医研の担当は、Y先生です。大晦日の退院でよければ、それでスケジュールを組むので年内に治療してしまおう、ということになりました。16回照射で4週間の入院です。早速固定具を作る日取りを決めて、帰宅しました。

**――スムーズに進んだように思えます。**

**Tさん**　ところが放医研側は、私が持参した検査画像にどうもしっくりこなかったのでしょう、放医研で改めてPETを受けることになりました。問題になったのは、肺の近くのリンパ節に出た反応です。もしかしたら、転移かもしれない。その可能性があるなら、まわりにも隠れ転移があるのではないか。であれば、2カ月ほど抗がん剤で叩いてからにしよう、ということで、12月の治療計画は延期になりました。

放医研からの手紙を持ってM病院へ戻り、抗がん剤治療を受けたいということを告げると、担当医の対応はまったく別のものになりました。「放医研とは何のご縁もありません。よその病院の治療のために、お手伝いするわけにはいきません。当院ではリンパ節の反応は転移ではないと判断していますし、手術もできると申し上げたはずです」と。担当医は内科の先生でしたので、僕は、「呼吸器の外科の先生に一度、お目にかかりたい」と伝えました。

12月上旬、外科の先生にお会いすると、「確かに転移に見えなくもありません。放医研の先生は、まず抗がん剤で叩いたほうがいいというご意見のようですが、外科医からしても同じことが言えます。でもその後はとにかく私に任せて、切らせてください」とおっしゃいました。

実はこのとき僕は、重粒子線治療は少しでも転移があったら受けられない、と思い込んでいたんです。でも基準としては、「広範な全身転移がある場合には、転移がんを個々に重粒子線で治療することはしていません」と、〝広範な〟が付くんですね。しかし思い違いをしていたので、外科医の先生の言葉にすごく心が揺らぎました。このまま手術をしたほうがいいのではないかと、手術前提で考えるようになりました。

とはいえ肺は、胃のように一部切り取って寄せて縫い付けるわけにはいかず、3分の1なら3分の1、がんができた場所によっては3分の2、大きく取らなければなりません。当然肺活量は落ち、生活能力は大幅に低下するでしょう。それが、切りたくないと逃げまわった理由のひとつでもありました。

**――どなたも、治療方法については迷われます。**

**Tさん**　そんな中、抗がん剤治療が始まりました。髪は抜けたものの、幸いそれ以外の副作用は何もなく、いろいろなことを考えたり、出歩いたりできたんです。「こんなに元気なのに、なんで切らなきゃいけないのかな」と考えましたね。手術をしたらやはり生活が変わるでしょうし、何より怖い。そりゃ嫌です。

結局、抗がん剤によってがんそのものは少し小さくなったものの、リンパ節への効果は認められませんでした。

そこで放医研のY先生に、「リンパ節に抗がん剤は効いていません。一体どうなるのでしょう」と状況を告げ、気持ちを吐露すると、「それでいいんです。私が気にしているのは範囲。広がらず、変わっていなければ大丈夫です。安心して放医研に来てください」とおっしゃいました。

さあ、どうしようと思いました。手術か、重粒子線か。

しかし、Y先生がそうおっしゃっているのだから、わざわざ身体にメスを入れることはない、と腹を決めたのです。

M病院の担当医に正直に、「やはり重粒子線治療でいくことにしました。放医研への手紙は必要ありませんが、データをいただけませんか」とお話すると、先生はカッとされて、「嘘をついたのですか」とおっしゃいました。僕は、「嘘などついていません」と申し上げたのですが、「手術の段取りは、もうつけてあります。今日、明日で最終的な答えをいただかないと、さらに先延ばしになってしまいます。やっぱり重粒子線治療は駄目でした、と来週戻られても、知りません。もうあなたは〝終診〟です」と告げられたのです。

**――そんなこんなで、放医研に戻られたのですね。**

**Tさん**　2月に重粒子線治療を受けるスケジュールを組みましたが、肺に水がたまっているのが分かりました。がん由来の水かどうか、水を抜いて培養する過程が必要になって、治療はまた先延ばしに。

1週間後、肺の水を抜こうとしたときには水は消えていて、問題もなかったのですが、機器のメンテナンスなども重なった関係で、結局、治療は4月中旬に仕切り直しとなりました。このときは、がんを抑え込むための抗がん剤投与を、放医研でやってもらいました。ようやく4月に治療が始まりましたが、入院中は退屈なんですよ（笑）。痛くもかゆくもないので、終日待機して、決まった時間に治療室に行けばよい、という感じです。金曜の治療が終わると、外出許可をもらって自宅に帰り、月曜は会社に出社。帰宅して家で早めの夕食をすましたら放医研へ戻る、という生活でした。

治療自体は30分くらいでしょうか。あらかじめコンピューターに自分の呼吸のパターンを登録し、当日は普通に呼吸をして、息を吐き終わったときに照射です。30分も横になっていると、眠気が差してくるんですね。だから時々大きな音を出して、起こしてくれます。

〝闘病〟というイメージは、まったくありません。台の上で30分横になる以外は、何か退屈をしのぎさえすればいい。〝闘う〟必要がないんですから。

幸い、今のところPETでもMRIでも、転移や再発は見られません。患部にがんの死骸も残りませんでした。ただ、そのまわりが少し硬くなってしまい、咳が出たり、痰《たん》がからみやすくなる、という症状はあります。

## 肺がんの次は前立腺がん
## 徹底的に治すため、重粒子線治療を選択

**――肺がん治療の後、前立腺がんが見つかりました。**

**Tさん**　いつも受けている健康診断でひっかかりました。前立腺がんの腫瘍マーカーPSAが4・08と、標準値の4を上回っていたのです。泌尿器科へ診察に行くと、がんの疑いがあるとのこと。すぐに病理検査を行ない、中リスクという結果が出ました。

治療法について医師からの提案は、年齢が年齢なので切除はせず経過を見る・ホルモン剤のみ・ホルモン剤プラス放射線の3つ。放射線には、重粒子線も含まれていました。

前立腺がんは進行が遅いものの、骨に転移すると大変だそうです。僕は、「重粒子線で肺がんを治してもらいました。前立腺がんも重粒子線で、徹底的に治したいです」と申し上げました。すると、泌尿器科の先生のパソコンには放医研について、先生方の名前を含むデータがすでに入っていて、すぐに紹介状を書いて渡してくださったのです。

実はその病院は、肺がんで初めにかかったのと同じM病院です。もちろん専門によって違うとはいえ、重粒子線についてまったくご存じなかった内科の先生と、当然のように重粒子線治療を選択肢としてあげられた泌尿器科の先生と、同じ病院内でもこんなにムラがあるのかと思いました。

前立腺がんは、3カ月のホルモン治療のあと、重粒子線を12回照射。その後、再び3カ月間のホルモン治療を受けました。

現在血液検査のデータなどは、まずM病院で見てもらってから、自分で放医研の先生に届けてチェックしてもらうという、両病院の連係プレーのもと、経過観察をしています。患者がこんなことを言うのは生意気かもしれませんが、がんを発見した病院と、治療した病院。両者の協力で術後のチェックをするようなやり方が、本来のあり方だと感じています。

ケース7

## K・Hさん（60代・男性）

◎治療メモ
病名　前立腺がん
2004年10月　前立腺がんと診断、ホルモン療法開始
2005年12月　前立腺がんの重粒子線治療を受ける

## ◎前立腺がんの腫瘍マーカーPSAは147 手術は不可能と言われ……

**――病気をされるまでは、お仕事中心の毎日でいらしたのですね。**

**Kさん**　お酒は飲むし、好きなものは食べるし、節制は何もしていなかったですね。仕事ばかりで、家に帰るのは、いつも深夜という生活でした。

55歳のときに今まで勤めていた会社を早期退職し、別の会社に転職しました。そのこ

ろでしたね、トイレが妙に近くて、夜中に6回も起きるほど。でも年だから仕方ないと放っておいたんですが、さすがに気になったので、ネットで大学病院を探し、前立腺がんの検査に行きました。結果は、PSAが147。通常は、4以上で前立腺がんの疑いありとされています。それが147です。泌尿器科の先生も触診をして、一発でがんだと分かったようです。

手術はできないと告げられました。というのも、針生検でどこから刺してもがんに当たるほどの大きさで、かつ、少し浸潤もしていたため、下手に手術すると骨やリンパに飛び散る、という話でした。

前立腺がんに関する本を買って読みはしましたが、自分のケースだと、ほとんど寿命がない。余命何カ月、みたいな。カミさんには、「そんなの読んでもしょうがないでしょ。読んで治るものではないんだから」と言われました。前向きな妻です（笑）。

遺書をちょっと書いてもみましたが、馬鹿らしくなってやめました。何を書くべきか、思いつきませんでしたし。

**――治療は、どのように進んでいきましたか。**

**Kさん**　まずはホルモン療法。これが結構効きました。始めて1年、次は放射線をやろうということに。個人差はあるものの、PSAが初めから高い人は、ホルモン療法の効果が比較的早くに薄れる傾向があるそうです。放射線治療をすれば、ホルモン療法の効果を延ばすことができるというので、受けることにしました。

次に診察に行くと、主治医は放射線ではなく重粒子線治療はどうかと、勧めてきたんです。千葉にいい病院があると教えてくれました。放医研です。しかし、高度先進医療として承認されたばかりでしたし、情報もそれほどありません。エックス線は知っていても、重粒子線なんて初めて聞きましたからね。それでセカンドオピニオンを取ったところ、大きな害はないと勧めてくださり、放医研へ行くことにしました。お金はかかりますよ、と言われましたが、ちょうど、がんと診断されると300万円下りる生命保険に入っていましたので、それを治療費に充《あ》てました。

**――重粒子線治療が始まってからのことを、教えてください。**

**Kさん**　放医研に必要なデータを全部持って行って、検査。後日、重粒子線治療を受けられますよ、と連絡がきました。空《あ》きがあったようで、すぐに入院して治療です。

まずは固定具の型取りで1日。照射は16回でした。確か地下まで下りていくと治療室がいくつかあって、自分の順番を待ちます。照射の位置を決めたり何だで、当時はおよそ1時間かかりました。その間、好きな音楽をかけてくれるというので、家から10曲くらい持って行きました。重粒子線を受けているときの自分の写真を、記念に撮ってもらいましたよ。あんな経験、なかなかできませんから。

入院中は快適でした。やることはないですが、手術をしないからアルコールの匂いもせず、ホテルみたい。大部屋で、みんな重粒子線の仲間。日本全国からいろいろな人が来ていて、そのときは私が一番若かったです。食事の時間、食堂に集まってはさまざま話をしました。10人くらいで、重粒子線友の会も作ったんですよ。

ただ、重粒子線によって膀胱や腸を傷めている場合があるということで、膀胱の写真を撮る検査が3回ありました。尿を完全に抜いてから生理食塩水を入れるのですが、これは辛かったです。

1カ月ほど入院し、年末には退院。正月は家で迎えました。そのころは、まだ子どもたちも家にいましてね。

少しはゆっくりしようと思ったのですが、会社が忙しくなって人手が足りないとのことで、1月中旬には仕事に復帰です。でも体が疲れやすく、歩くのが億劫《おっくう》になりました。両手が空いていないと危ないので、リュックを背負って会社に行っていました。

放医研にはその後、半年ごとに通いました。あとは、定期的に大腸の内視鏡検査とCT検査です。

## がんが見つかってから12年 治療も終わり、趣味を楽しむ日々

### ——その後は、ホルモン療法を続けられました。

**Kさん** 毎月1回ホルモン注射に行って、あとは飲み薬。3カ月に1回検査。注射には半日かかるので、午後から出社です。体が結構きつくて、休もうかなと思っても、携帯を持たされているので電話がかかってくるんです(笑)。でも会社も、快く病院に通わせてくれましたので、本当に助かりました。

ホルモン療法はがんが分かって最初の1年、重粒子線治療をはさんで、さらに3年。合計4年間受けました。

ホルモン療法を続けると、骨がもろくなるんですね。だからたまに骨密度を計り、転んで骨折しないよう、階段などでは必ず手すりにつかまりました。女性ホルモンを射っているようなものなので、私の場合は体毛も薄くなりましたね。

08年の11月、数値も安定してきたので、ホルモン注射は終了。経過観察になりました。今は普通に歩いていますし、体毛も戻ってきています。

主治医から、「もう病院に来なくて大丈夫ですよ」と言われたのは、がん治療から10年経ったときのこと。一区切りついた感じです。でも健康診断がてら行こうと、来年も予約を入れているんです。

**——今は、どんなふうに過ごされていらっしゃいますか。**

**Kさん** まだまだ仕事です（笑）。とはいえ、朝6時に起きて、定時の午後7時には帰ります。昔は家族と揃って家で夕食など滅多にありませんでしたが、今はお付き合いなしで帰宅です。

がんが見つかったとき、カミさんに、「何か趣味でも持ったら」と言われて、チェロを始めました。音楽は、中学3年の授業以来（笑）。06年から習い出して、早10年。この夏には、弦楽器だけで100人規模の演奏会に出ました。がんになっていなかったら、チェロなんて弾かなかったですよ。ギターみたいにフレットもないので、難しいんです。目も頭も使うので、ボケ防止にもなりますね。

あとはそば打ち。そば道場へは何回も通いました。年末になると、年越しそばを打っては、子どもたちに配りに行くのが毎年の恒例になっています。孫も楽しみにしてくれているようです。家族で年越しそばを食べ、新しい年がよい年になるようにと願っています。

**――お仕事以外のことも、楽しまれているようですね。**

**Kさん**　がんが分かったのは55歳。まだまだこれからでしたからね。初めは前立腺がんの本を読んで愕然としましたが、とにかく負けたくないと。

病院には検査結果などの全データが残っていますが、自分でも治療や検査の記録を取っておくべきでしょう。これはとても重要です。

そして、いい先生に当たったら信じる、まかせる。お互い人間同士ですから、相性が合って、信じ合えれば、いい方向に進んでいくと思うんです。逆に相性が悪くて信頼できなければ、治療も進まないでしょう。私の場合は、本当にいい先生に出会えました。

家族のがんばりも支えになりましたね。子どもが3人いるんですが、快気祝いしようか、などと話しています。

ある意味、がんになってよかったのかもしれません。いろいろなことを見直しましたし、友だちもできました。これまで音楽になんて興味ありませんでしたが、今では本業以上にのめり込んでいます（笑）。今は67歳。こんなに元気なんだから、幸せですよ。

ケース8

## Y・Oさん（40代・女性）

**◎治療メモ**

病名　頭蓋底《とうがいてい》の腫瘍（脊索腫《せきさくしゅ》）

2002年1月　左眼外転神経麻痺（斜視）の手術

2003年7月　頭蓋底斜台脊索腫と診断・開頭摘出手術

2004年6月　頭蓋底脊索腫の手術後の残存腫瘍に重粒子線治療を受ける

2006年1月　小脳の脊索腫の摘出手術

2008年4月　左眼外転神経麻痺（斜視）の手術

# 斜視は、頭の奥にできる厄介な腫瘍が原因だった

――初めは目の異常を感じられたのですね。

**Yさん**　以前はベンチャー企業に勤めていました。その会社が北海道支社を立ち上げることになり、札幌のウィークリーマンションに滞在して、あわただしく動きまわっていたときのこと。目に異常に気づきました。左眼が真ん中から外側に動かなくなって、左を見ようとすると物がダブって見えるんです。そこで、S病院の眼科を受診しました。

病院では、左の眼の黒眼《くろめ》が中心からずれており、眼球を外側に動かす神経が麻痺する「左外転神経麻痺」、いわゆる斜視だと診断され、後日手術を受けました。

ところが、手術してまたしばらくしてから、同じ症状が出たのです。

再び眼科を訪れて頭部のＭＲＩを撮ったところ、頭蓋底斜台脊索腫《とうがいていしゃだいせきさくしゅ》が見つかりました。

脊索腫は、脊髄の下にある脊索の両端、つまり仙骨か、脳の底を支えている頭蓋底斜台にできるらしく、私の場合は後者でした。頭蓋骨の底の、最も深い部分です。

左眼の異常は、頭の中にできた脊索腫が眼の外転神経を圧迫し、神経を麻痺させていたために起こったものでした。頭の大変深いところに発生するので、そのまわりの脳や神経を傷つけず腫瘍を摘出することは、非常に難しいそうです。

脊索腫に関する資料を探して、徹底的に情報を集めました。兄が医師をしているので、病院関係者でないと閲覧《えつらん》できない文献を見てもらったり、本当にいろいろ調べました。

職業柄、そういうのが億劫《おっくう》ではなかったんですね。

それで、東京のK病院にK教授という専門の先生がいるというので紹介状をもらい、診察に行きました。

**——治療が非常に困難だといわれる病気です。**

**Yさん**　私はもちろん、主人も家族もとても心配していました。でも、K先生はとても信頼のおける方でしたので、この先生におまかせしてみようと思ったのです。

2003年7月、脊索腫を摘出する開頭手術を受けました。

術後は、体力が回復するとともにすっかり治ったものと思い、新しい会社に入社。広告代理店で広告制作や媒体担当をし、仕事と家事と楽しみながら生活していました。ところが、1回の手術ではどうしても取り切れなかった腫瘍が動き出し、大きくなっていることが、定期検査で分かったのです。このときは、声が出ないほどショックでした。

K教授は残っている腫瘍に対する次の治療法として、重粒子線をあげました。

仕事は楽しく、趣味でワインスクールに通ったりもして、結婚の際には札幌にマンションも購入。家具などにもこだわり、わが家に同僚や友だちを呼んでワイン会を催すなど、充実した毎日を送っていた私が、治療に向けて仕事をやめ、趣味を捨て、生活を変えなくてはいけない。これは本当にショックでした。ただ、尊敬し、信頼できるK教授が勧める重粒子線治療を受けて腫瘍がなくなるように、そう祈るばかりでした。

**――重粒子線治療を受けられたときのことを教えてください。**

**Yさん**　放医研には4週間入院し、16回、重粒子線の照射を受けました。あらかじめ作った固定具で頭部が動かないようにして、照射します。

外科手術ではないため、入院中はベッドに横になり続けることはありません。決められた時間に、重粒子の放射線室に行くだけでした。初めは緊張しましたが、同室の患者仲間に、照射の際は、「行ってきま～す！」、戻ってきたら、「ただいま～！」「お帰りなさ～い！」という感じ。頭の中心への照射ですが、頭痛が出たりすることはまったくなく、気分が落ち込むこともない入院生活でした。食事も、ベッドではなく食事室で患者仲間と一緒に食べるので、脳に照射を受けている方を見つけては、病状などいろいろな情報交換をしました。入院中にお会いした患者さんとは、今も時々集まって、話をしたりしているんですよ。

重粒子線治療後はまた仕事に戻ったのですが、それから2年後の2006年1月、定期検査でMRIを撮ったところ、今度は左小脳に腫瘍があることが発覚。自覚症状はなく、先生が画像で見つけた形です。再び開頭手術を受け、左小脳の脊索腫を摘出しました。

その後、また左眼に左外転神経麻痺の症状が出たので、2008年5月に眼科の手術を受けました。

## 開頭手術、重粒子線治療を経て元気な女の子を出産

### ——大変な治療を何度も乗り越えられました。

**Yさん**　以前から主人と、子どもがほしいと話していたんですが、ちょうど2回目の目の手術を終えてから、札幌のS病院で本格的な不妊治療に取り組みました。幾度かの治療のあと、人工授精でようやく新しい命を授かったのです。妊娠が分かったときは、本当に嬉しくて興奮しましたね。経過は順調で、2009年2月、帝王切開で元気な女の子を出産しました。

頭蓋底斜台脊索腫の摘出のための2度の開頭手術、重粒子線治療、2回の眼の手術を経ての出産については、S病院婦人科の先生の医学論文にもなっているんです。

ただ、これまでの手術や治療によって左右の大脳に炎症（脳炎）が起こり、記憶に深く関係している脳の海馬《かいば》付近に血腫ができています。そのため、記憶障害や耳鳴りといった障害があって、車の運転が許可されないなど、日常生活において不自由な点も抱えています。なので、通勤や娘の習い事の送り迎えなど、移動はもっぱら自転車です。

とはいえ、手術で取り切れなかった頭部の腫瘍を重粒子線によって治療し、自らの命を取り留め、しかも無事に出産までできたことは、本当にありがたい、のひとこと。費用は高額ですが、治療のための設備や技術を考えると、その額は致し方ないのではないでしょうか。

現在は、札幌で脳腫瘍治療に力を入れている脳外科医S先生に診てもらっています。以前は大学病院にいらっしゃったそうですが、海外で医学を勉強し、独立されたそうです。脳腫瘍で苦しむ患者さんを1人でも多く助けたいという志をお持ちで、特に小児脳腫瘍治療に注力しています。

すばらしい先生たちとの出会いにも、心から感謝しています。

ケース8

**Nさん（20代・女性・オーストリア ウィーン在住）**

**◎治療メモ**

病名　頭頸部がん（右耳下腺《みみじかせん》の腺様嚢胞《せんようのうほう》がん）

２０１０年10月　右耳下腺の腺様嚢胞がんと診断

２０１１年１月〜２月　重粒子線治療を受ける（16回照射）

２０１１年２月末　オーストリア ウィーンに帰国

## ◯希望でいっぱいの28歳のとき唾液腺から発生する悪性腫瘍に

**——病気が見つかったときのことを教えてください。**

**Nさん**　２０１０年、私は28歳と若く、将来の夢でいっぱいでした。しかし、このときすでに顔面に麻痺が出ていたので、耳鼻咽喉科を受診したのです。最初はなかなか診断がつきませんでしたが、いろいろな検査をしたあと、耳たぶあたりにあって唾液を作る耳下腺《じかせん》の悪性腫瘍、右耳下腺の腺様嚢胞《せんようのうほう》がんと診断されました。

帰宅後、私はさっそく自分の病気がどういうものかインターネットで調べましたが、治療が非常に困難で、このがんに立ち向かうことができなかった人たちの話を目にしました。でも私は、「同じ運命にはなりたくない。あきらめない」と決心したのです。

**——その決心は、ご自分の病気を知る強い原動力になったことでしょう。**

**Nさん**　私と母はセカンドオピニオンを求め、ヨーロッパ各地の病院を訪ねてまわりました。しかし、すべての医師が下した診断は、「がんと一緒に顔面神経も切除する」というもので、強いショックを受けました。つまり、手術をしたら食べること、話すこと、外見が損なわれるといった問題を抱えて生活しなければならないのです。最悪なのは、約18時間にも及ぶ大手術を受けても完治する保証はない、ということ。とはいえ、このまま放置していても顔面神経麻痺がよくなるわけではありません。

そこで私は、手術以外の治療手段について調べることにしました。まず、このがんには抗がん剤治療、ホルモン療法、免疫療法は効果がないことが分かりました。続いて放射線治療。ところが、その内容はまた衝撃的でした。効果が異なるさまざまな放射線治療があるものの、どこの病院でも受けられるわけではないこと。そして、たとえば従来の光子線による放射線治療を選択した場合、局所（耳下腺）の腫瘍が制御される局所制御率は4年間でたった24％。もし投与可能な最大限の線量で治療が行なわれた場合、その照射領域でがんが再発しても、もう一度放射線治療を受けることは不可能、などということが分かったのです。

私がこういった治療法を選んでいたら、その後の生活で健康上の問題を抱えていたか、がんに負けていた可能性がとても高かったと思います。治療法はあきらめず、本当に慎重に選択しないといけません。

そんな中、重粒子線による放射線治療を見つけました。5年局所制御率は90％に近く、とあります。私のようにまだ手術を受けていないケースでも、医師はそれと同等の高い局所制御率が得られるだろうと語っていました。つまり、腫瘍再発の可能性が低いということです。私はその言葉にとても励まされ、「私は治る！」と思いました。

**――希望の光が見えたのですね。**

**Nさん**　私は重粒子線治療を受けるため、日本の千葉県へ。当時、この治療を受けることができる病院は世界で唯一、千葉の放医研だったからです。病院に着くと、スタッフの方たちのあたたかい歓迎を受けました。

その後はすべてが順調に進んでいきました。徒歩で通院できる賃貸マンションを紹介してくれたので、オーストリアから遠く離れていても快適に過ごせるようになりました。血液検査、ＭＲＩやＰＥＴ、ＣＴといった検査を受け、固定具を作成。そして医師らによる治療計画に従い、ついに重粒子線治療が始まったのです。

約４週間で16回の照射を受けましたが、広い病院の中で迷子にならないようにと、スタッフが毎回、外来受付と治療室の間を付き添ってくれました。照射時間は10分程度。治療室では好きな音楽をかけられるので、緊張がほぐれて照射中の助けとなりました。照射自体に痛みはまったくありません。ですが初回の照射が終了して約２時間後、患部にひどい痛みを感じ、よく効く鎮痛剤を処方してもらいました。しかし私は、「これは照射による反応でありネガティブな兆候ではない。腫瘍細胞が破壊され始め、完治に向かっているのだ」と、楽観的でした。

その後は体調を崩すこともなく、すべての照射が終了した時点では体重がプラス２kg

以上。私はインターネットで、光子線による頭頸部領域の放射線治療を受けた人たちの体験談を読んでいたので、体重増加は本当に驚きでした。なぜなら強い痛みで食事が食べられず、時には胃管から栄養を摂らなければならないため10～20キロやせる、と書かれていたからです。

治療のために来日してから7週間後。ウィーンで半年ごとにMRI検査を受けて治療効果を確認すること、今後の重粒子線治療発展のため、画像を日本に送ることを約束し、帰国の許可をもらったのです。

## オーストリア・ウィーンから日本へ、重粒子治療を受ける勇気を持てた幸せ

**——来日して7週間後には帰国できたのですね。**

**Nさん**　約束通り治療から半年後、ウィーンの病院で最初のMRI検査を受けました。医師はその結果にびっくり。腫瘍のかたまりの大部分が消えていたからです。腫瘍による顔面神経麻痺も、ゆっくりと回復傾向にありました。重粒子線治療を受ける前、顔面

神経麻痺が回復する可能性はないと言われていたので、これには日本の医師たちも驚いたそうです。

私は今、重粒子線治療は、治療困難な悪性腫瘍に対して最善の選択であると確信しています。重粒子線は大変強い破壊力を持っており、他の放射線治療では太刀打ちできないがん細胞に対しても効果を発揮します。標的となる腫瘍に綿密かつ正確に照射されるので、正常組織を大きく傷つけることがありません。副作用が最小限に抑えられることは、患者にとって大きな利点です。

これまで他の治療を受けた腺様嚢胞がん患者さんを知っていますが、そのほとんどが健康面の問題を持っていたり、すでに他界したりしています。私は現在、治療からほぼ6年経過しましたが、再発はなく、生活の質は依然として保たれています。

私は重粒子線治療を見つけ、治療のために日本へ行く勇気が持てたこと、治療を受けられたことを幸せに思います。本当にありがたく、とても満足しています。

最近は、腺様嚢胞がんと診断された人たちの手助けとなるよう、重粒子線治療を推奨する活動をしています。中でも『Krebs innovativ geheilt』（英題『Cancer innovatively healed』）という本の中では、有益ながん治療について分かりやすく解説しました。また、健康に影響を与える可能性のある食生活や、栄養補助食品についてもたくさんのことを学んでいます。

私の命を救ってくれた日本の医療チームの皆様に、心から感謝いたします。

終 章

# 重粒子線治療は、さらに前へ！

# ◎ますます充実する先進医療

## 高額の医療費負担が軽くなるシステムも強化されつつある

先進医療とは、「厚生労働大臣が定める高度の医療技術を用いた療養」のことで、国民の選択肢を拡げ、利便性を向上するという観点から、保険診療との併用が認められています。承認を受けるためには、医療技術ごとに適応症（対象となる病気・ケガ・それらの症状）と、当該技術を実施可能とする医療機関が定められています。

放射線医学総合研究所病院（放医研病院）も先進医療実施機関のひとつで、現在、「頭頸部腫瘍、肺・縦隔腫瘍、消化管腫瘍、肝胆膵腫瘍、泌尿器腫瘍、乳腺・婦人科腫瘍または転移性腫瘍（いずれも根治的な治療法が可能なものに限る）」の重粒子線治療が先進医療として認められています。

健康保険が適用されない「先進医療に係る費用」は全額、患者さん負担となります（**図45**）が、通常の治療と共通する部分（診察・検査・投薬・入院料等）」は、一般の保険診療と

図45　重粒子線の治療費

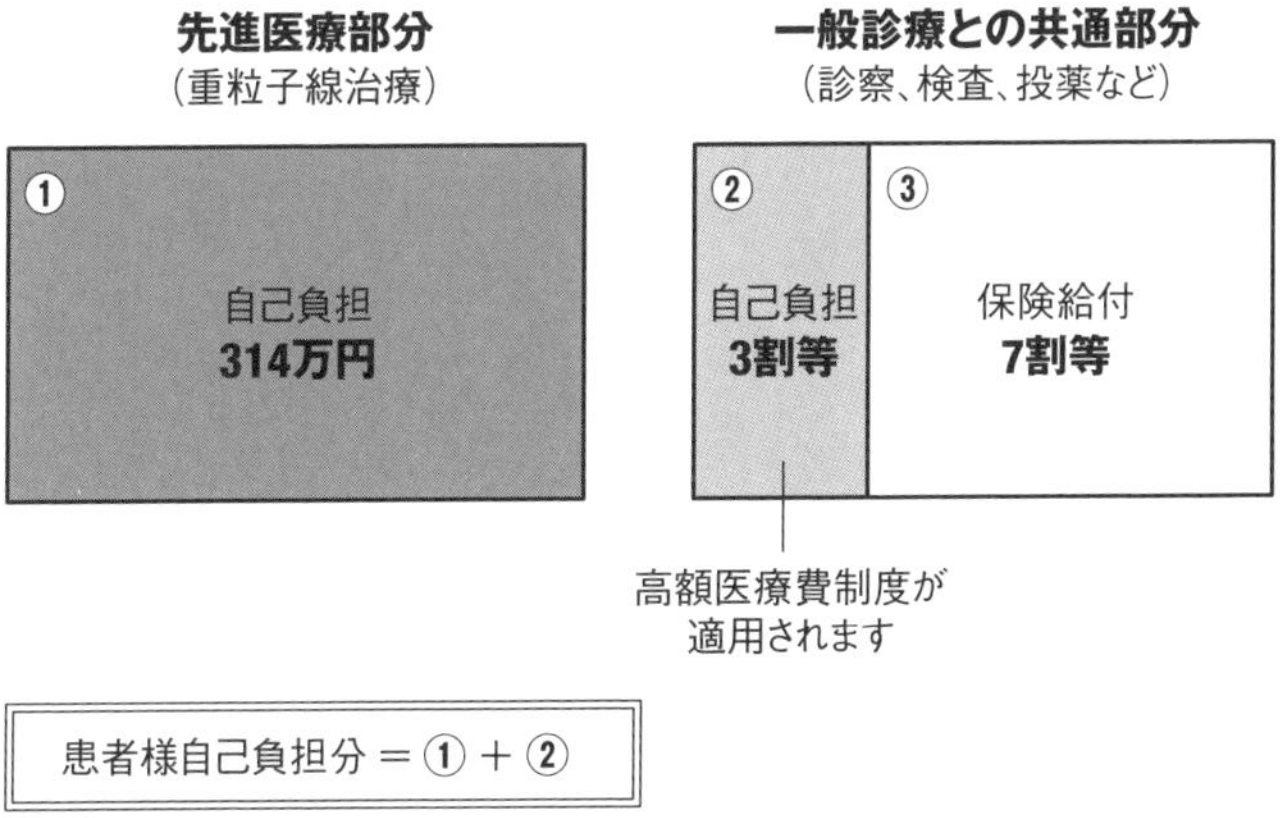


同様に扱われますので、「自由診療」が丸ごと全額負担であるのと比べると軽くなります。

重粒子線治療は、この治療に係る専門家の努力とともに国の支援もあり、治療技術や治療機器が格段の進歩をとげた結果、社会的な評価も高まってきました。民間の医療保険でも「先進医療特約」が充実し、高額の医療費を保険会社から医療施設に直接払い込むシステムも登場しています。

現在、先進医療に定められている医療は62種類（第3項先進医療［先進医療B］を除く）ありますが、これらすべてが高額なわけではありません。さらに、個々の患者さんにとって先進医療を受ける確率はそれほど高くないでしょうし、また一部の疾患はすでに公的医療保険が使えるようになっていることなどを考えると、先進医療特約の必要性は高くないかもしれません。しかし、保険はあくまでもまさかのときの備えです。こと重粒子線治療に限ってみると、300万円以上と高額な医療費が月100円～数百円の付帯保険料でカバーされるのは、コストパフォーマンスとしても悪くはないのではないでしょうか。

それればかりではありません。主に重粒子線施設のある自治体とその周辺地域に限られるようですが、そこに住む住民のために神奈川県、群馬県、福岡県、佐賀県、鳥栖《とす》市などが医療費の一部負担、利子補給などの支援策を講じてくれています。先進医療、ことに重粒子線治療は「お金がかかる」というイメージを持っている方も多いかと思います。その通りなのですが、それだけに民間の医療保険の充実、地方自治体のサポートは大きな力になってくれます。

このようなサポートが得られるようになったのは、何といっても、重粒子線治療の成果が認められたためだと思います。

## 骨軟部腫瘍に公的健康保険が適用になったことは、大変な朗報

2016年4月から、「手術非適応の骨軟部腫瘍」への重粒子線治療に健康保険が適用されることになりました。

第4章で詳しく説明しましたが、重粒子線治療は手術切除が困難な骨軟部腫瘍に対して臨床試験が1996年に開始され、2003年には先進医療として認められました。今回の保険適用には、「手術で切除できない場合に限る」という条件が付いていますが、これこそが重粒子線の本領を発揮できるところなのです。したがって、主な発生部位としては、手術が困難な骨盤や脊椎骨およびその近傍から発生する骨腫瘍や軟部組織腫瘍が対象となります。

がんは生涯に日本人の2人に1人が罹患し、がんが原因で3人に1人が亡くなります。がんは別に人を選ぶわけではありませんから、裕福な人も、そうでない人も「平等」に罹《かか》ります。それだけに、せっかくの先進医療が一部の裕福な人、民間保険の特約でしっかりと準備している人だけのものであるとしたら、とても残念なことです。

公的保険が適用になれば、患者さんは医療費の3割（年齢によって変わります）を負担すればいいことになります。しかも、高額療養費制度の利用も可能になりますから、医療費はさらに軽くなるという制度です。

私たちとしては今後、他の疾患も保険適用の条件を十分に満たす治療成果をあげていくことに、全力を傾けるつもりです。

## 日進月歩である医学の進歩を活用する

2016年4月からはもうひとつ、小児の固形がん（神経芽腫、横紋筋肉種など）への陽子線治療が健康保険適用になりました。小児がんについては、高額の医療費を減額する先進的な病院も一部にはありますが、それでも小さなお子さんの療養費はご両親にとって、大変な負担になっているはずです。それが今回、固形がんに陽子線治療の効果が認められ、公的健康保険が適用されたことは、患者さんとそのご家族にとって大変な朗報といえます。何よりも粒子線治療に取り組む私たちにとって、大きな励みとなりました。陽子線治療と重粒子線治療の双方が進化をとげていけば、多くの患者さんに恩恵をもたらすことにもなります。

医学の進歩は、本当にめざましいものです。特にがんは今や、「国民病」の様相を見せているだけに、医療技術・機器の開発スピードも加速しています。

第4章で、膵《すい》がんの早期発見の難しさを紹介しました。CT（コンピューター断層撮影）や超音波検査が早期発見の武器にはなりますが、ＣＴの精度や特定の臓器を強調する造影剤の有無でも結果に差が出ます。

がん治療にとって最も効果的なのは、「早期発見・早期治療」に尽きます。大腸がんをはじめ多くのがんが、早期発見すれば完治することが普通になってきました。重粒子線治療の適応条件のひとつとして、「転移がないこと」があります。転移のない段階のがんであれば、重粒子線治療の効果もそれだけ高くなります。

定期的な検診は、「防御は最大の攻撃」になるといってもいいでしょう。

## これからの重粒子線治療

### 通常のエックス線が効きにくい腺がんなどにも有効

がんの早期発見・早期治療の進歩にはめざましいものがありますが、同じようなスピードかそれ以上の進化をとげたのが重粒子線治療といってもいいでしょう。これまでの章で重粒子線治療の進化について紹介してきましたが、ここで改めて簡単にまとめてみます。

放射線医学総合研究所（放医研）が世界で初めて医療用の重粒子加速器を開発し、炭素イオン線（重粒子線）によるがん治療の臨床研究をスタートしたのは、1994年6月のことです。

それから20年余り、2016年末のデータでは1万人以上の患者さんに重粒子線治療を行ないました。重粒子線はもちろん、すべてのがんに効くわけではありません。このことは、はっきりお伝えしておかなければなりませんが、これまでの臨床経験で、他の治療法では治癒が困難な難治がんに取り組み、すでに紹介した種類のがんに対して治療

**図46　重粒子線登録患者数の推移**（2014年現在）

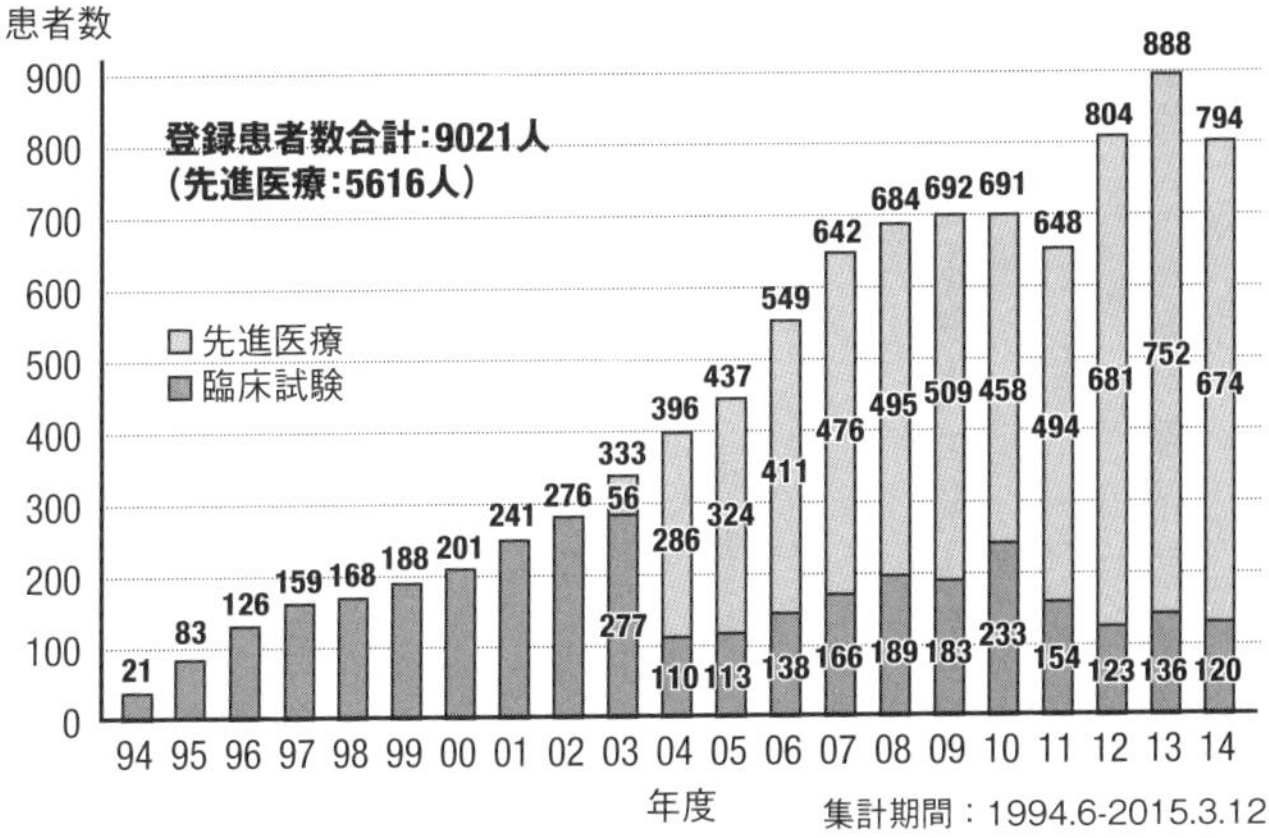


効果が認められてきました。その間、重粒子線がん治療装置の小型化を図るとともに、スキャニング照射装置と超伝導磁石を用いた小型軽量の回転ガントリーを開発、実用化に至っています。呼吸による臓器移動（標的移動）に対処するための「呼吸同期照射法」も日本発の開発です。線量計算のためのソフトウェアも開発しました。これらにより患者さんの負担を軽くすると同時に、いろいろな部位のがんに対する高精度照射が可能になったのです。

照射期間の短縮も大きな目標でした。これは、重粒子線の有する線量集中性と生物学的特徴をもって初めて可能な照射法で、1回の照射量を徐々に増やしつつ、安全性を確認しながら照射回数を減らすことに取り組んできました。

この短期照射法には、大きな意味があるのです。重粒子線治療施設が限られた中で、より多くの患者さんに治療を行なうためには、患者さん1人当たりの治療期間を短くするのが効果的です。**図46**を見ていただければ明らかなように、患者さん数は増加トレンドにありますが、その理由の1つとして照射回数の短縮があげられます。

第3章でも紹介しましたが、重粒子線治療が有効な疾患部位は、「頭頸部（目を含む）」「肺」「肝臓」「膵臓」「前立腺」「骨・軟部」「直腸術後骨盤内再発」などであり、組織型で見ると通常のエックス線が効きにくいとされる腺がん系（腺がん、腺様嚢胞がん、肝細胞がん）や肉腫系腫瘍（悪性黒色腫、骨・軟部）に有効であることが立証されています。

加えて治療に関わる有害反応（副作用）が非常に軽微であることも確認されました。

## 重粒子線を利用した新しい治療法にも、前向きに取り組む

あらゆるがんにも有効であることを願っても、すでに遠隔転移を来したがんに対しては、手術や重粒子線治療のような局所療法単独では効果が限られてしまいます。それならば、重粒子線と他療法を併用することで、局所制御率や生存率を改善することはでき

ないかと考え、その試みもすでに行なわれています。

たとえば、第4章で紹介した切除不可能な膵がんに対する抗がん剤を併用する重粒子線治療ですが、2年生存率が約50％と、大変良好な成績が得られています。がん治療では、異なる療法を組み合わせる「集学療法」が一般的です。しかし、重粒子線治療においては当初、重粒子線そのものの局所効果を明らかにする目的で、もっぱら「重粒子線単独」の治療を行なってきました。その結果、重粒子線で局所の「制御率」を大幅に向上できるようになりましたので、最近は対象によっては、遠隔転移対策として抗がん剤などを併用し、患者さんの「生存率」向上を狙った治療を実施しています。「唯我独尊」に陥ることなく、他療法との併用が有効であるならどんどん活用していくつもりです。

実際、頭頸部の粘膜悪性黒色腫や子宮頸がんなどでは、治療成績をさらに向上させるには遠隔転移対策が重要ですので、重粒子線と抗がん剤を併用する治療を実施しています。他にも肺がん、食道がん、大腸がんなどの他部位でも新しい併用療法の可能性を追求しているところです。

最近、免疫チェックポイント阻害剤（抗ＰＤ－１抗体）と定位放射線治療を併用することにより、Ｔ細胞による免疫能が向上するとの報告がされました。もともと副作用が少ない重粒子線治療を用いれば、こういった併用療法により治療成績のさらなる向上が期待できることになりますので、今後の成果が待たれます。

放医研の重粒子線治療においては、先進医療とともに一部の疾患（全体の20％前後）では臨床試験を一貫して継続してきました。

第4章では治療患者さん数が少ないため紹介しませんでしたが、乳がんに対しても、重粒子線治療を行なっています。国立がん研究センターの2015年の推計データによれば、乳がんの罹患数は8万9400人と第1位を占めていますが、幸いその半数がⅠ期以下で診断されています。それだけに、治療後のQOLを重視した治療法がより求められているのも事実です。

早期乳がんに対する標準治療は、乳房部分切除と術後の乳房全体照射です。治療法はほぼ確立され、低リスク乳がんに対しては腫瘍周囲のみへの放射線療法で十分なことが分かってきました。しかし、依然として腫瘍切除が必要であり、術後照射の治療期間が長いなどの問題があります。そこで放医研病院では、早期乳がんに対してより負担が少ない乳房温存療法を目ざして、腫瘍切除の代わりに重粒子線の短期照射法の開発を行なっているところです。

## 重粒子線施設は今後、ますます全国に広がっていく

### 装置の小型化が、重粒子線治療の普及を促す

放医研病院は千葉県に立地するだけに関東地方の患者さんが多数を占めていますが、北海道を含む東日本、西日本各県から来訪される方も少なくありません。重粒子線治療を行なっている施設は2016年現在、放医研病院（千葉県：HIMAC）、神奈川県立がんセンター（iROCK）、群馬大学重粒子線医学研究センター（GHMC）、兵庫県立粒子線医療センター（HIBMC）、九州国際重粒子線がん治療センター（佐賀県：SAGA HIMAT）の5カ所です。これに加えて、現在新しい施設が山形県と大阪府の2カ所に建設中です。

今後、重粒子線治療のさらなる普及が望まれますが、問題は、加速装置と建屋を含めた建設費が膨大なものになることです。そこで放医研では、重粒子線治療施設（加速器と建家を含む）のサイズと建設費ともに、HIMACの約3分の1で済む小型普及型の

治療施設を開発しました。敷地面積は、ＨＩＭＡＣの約１２０×65平方メートルに対して、小型普及型施設では約50×60平方メートルになります。加速器性能はＨＩＭＡＣとまったく変わらないというのが特徴です。この小型普及型施設はまず群馬大学に導入され、その後、佐賀県のＳａｇａ ＨＩＭＡＴ、神奈川県のｉＲＯＣＫと続き、多くの患者さんのお役に立っているのです。

小型化により、重粒子線治療がさらに普及する呼び水になることが期待されます。治療施設が増えればその分装置コストが下がり、治療費の低減が実現できるからです。患者さんが増えればさらに治療施設も増えるという好循環が生まれることを、私は期待しているのです。

日本では、すでに稼働中の5施設に加えて、山形大学医学部附属病院と大阪府立病院機構が、重粒子線治療施設を建設中です。これらの施設が完成すれば、全国津々浦々まではいきませんが、かなりの地域をカバーできるようになります。

世界の重粒子線治療は現在、日本以外では7施設（ドイツ2、イタリア1、オーストリア1、中国3）が稼働中ですが、これ以外にも米国を含む世界各地で建設計画が進行中です。これらの施設はいずれも放医研と技術協力関係にあります。こうして日本で開発された重粒子線治療が世界に普及しているわけですが、今後は人材育成が急務で、この分野でもわが国に対する世界の期待は大きなものがあります。

放医研ではこれまで、照射方向をより自由に設定できる回転ガントリーの開発を進めてきましたが、超伝導技術の応用により従来の回転ガントリーの大きさのほぼ2分の1を実現することができ、いよいよ2017年4月からその臨床応用が始まります。

2016年4月、放医研は日本原子力研究開発機構の核融合研究、量子科学研部門と統合され、量子科学技術研究開発機構（量研機構）として新たなスタートを切っています。量研機構では、各研究拠点が持つ重粒子線治療開発技術、超伝導開発技術、レーザーイオン加速開発技術などそれぞれの特長を統合して、新たな「第五世代量子線がん治療装置」の開発計画をスタートさせようとしています。

「第五世代量子線がん治療装置」では、加速器本体からガントリーまで、現在よりも高磁場の超伝導磁石を導入してレーザーによるイオン加速を併用することで、治療装置すべてを10×20m程度の大きさにすることを目標としています。さらに、さまざまながんにも対応可能となるように炭素イオンだけでなく、いくつかの異なるイオンを加速し、最適なイオンを組み合わせてがん治療を行なうIMPACT（Intensity Modulated

Composite Particle Therapy）の実現を目ざしています。このＩＭＰＡＣＴは切らずに治す「量子のメス」といえるものであり、将来、この「量子のメス」が実現すれば、いつか日本でがんが原因で亡くなる人がいない「がん死ゼロ」の社会が実現できると期待しています。

本書執筆においては、放射線医学総合研究所および関係施設から出された学術論文、広報誌、ホームページなど、諸々の資料を参考にさせていただきました。心から感謝と御礼を申し上げます。

平野敏夫（現　量子科学技術研究開発機構　理事長）
島田義也（現　量子科学技術研究開発機構　理事）
野田耕司（現　放射線医学総合研究所　所長）
辻　比呂志（現　放射線医学総合研究所病院）
山本直敬（現　放射線医学総合研究所病院）
山田　滋（現　放射線医学総合研究所病院）
小藤昌志（現　放射線医学総合研究所病院）

長谷川安都佐（現　放射線医学総合研究所病院）
唐澤久美子（現　東京女子医科大学　放射線腫瘍学講座教授）
安田茂夫（現　千葉ろうさい病院放射線科部長）

2017年3月

辻井博彦
鎌田　正

日本国内の重粒子線治療施設（建設中も含む）

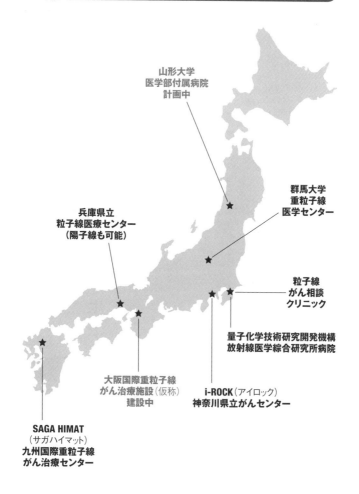

## ●国内外の重粒子線治療施設の状況

2016年5月現在、世界の粒子線治療施設の数は陽子線施設（56）と重粒子線施設（6）および陽子線+重粒子線施設（6）の合計68カ所があり、このうち国内では陽子線施設（10）重粒子線施設（4）および陽子線+重粒子線施設（1）の15施設が稼働中です。

特に重粒子線施設および陽子線+重粒子線施設は、世界の半分の施設が日本国内で稼働し、現在まで1万5000人以上の患者さんの治療を行なっています。

国別では日本5施設、ドイツ2施設、中国2施設、イタリア1施設となっています。

最近、国内ではこれらの施設と連携を取って、がん治療患者のセカンドオピニオンクリニックができるようになってきました。

## ●最近の国内の重粒子線治療施設

**1. 放射線医学総合研究所病院**

| | |
|---|---|
| 住所 | 千葉県千葉市稲毛区穴川4-9-1 |
| 電話窓口 | 043-206-3306 （病院事務課） |
| ホームページ | http://nirs.go.jp/hospital/index.shtml |
| 治療開始 | 1994 ～ |
| 施設詳細 | 機器製作会社：東芝、三菱電機、日立、住友重機 |
| | エネルギー：430MeV/u |
| | 治療室：6（水平×2、水平・垂直×3、ガントリー×1） |
| | 照射方法：ワブラー（1994 ～）スキャニング（2011 ～） |
| | 延べ床面積：約30,380㎡ |

**2. 兵庫県立粒子線医療センター**

| | |
|---|---|
| 住所 | 兵庫県たつの市新宮町光都1-2-1 |
| 電話窓口 | 0791-58-0100（代） |
| ホームページ | http://hibmc.shingu.hyogo.jp |
| 治療開始 | 2002 ～ |
| 施設詳細 | 機器製作会社：三菱電機 |
| | エネルギー：320MeV/u |
| | 治療室：5（陽子線2、重粒子線3［水平、水平・垂直、45度］） |
| | 照射方法：ワブラー |
| | 延べ床面積：約12,000㎡ |

**3. 群馬大学　重粒子線医学研究センター**

住所　群馬県前橋市昭和町3-39-15
電話窓口　027-220-7733　（患者支援センター）
ホームページ　http://hospital.med.gunma-u.ac.jp/heavy-ion.html
治療開始　2010 ～
施設詳細　機器製作会社：三菱電機
エネルギー：400MeV/u
治療室：3（水平、垂直、水平・垂直）
照射方法：らせんワブラー
延べ床面積：約6,300㎡

**4. 九州国際重粒子線がん治療センター**

住所　佐賀県鳥栖市原古賀町3049
電話窓口　0942-50-8812　（ご相談、ご予約、お問い合わせ）
ホームページ　http://saga-himat.jp
治療開始　2013 ～
施設詳細　機器製作会社：三菱電機
エネルギー：400MeV/u
治療室：3（水平・45度、水平・垂直×2）
照射方法：ワブラー、スキャニング
延べ床面積：約7,510㎡

**5. 神奈川県立がんセンター　重粒子線治療施設i-ROCK**

住所　神奈川県横浜市旭区中尾2-3-2
電話窓口　045-520-2225　（重粒子線治療電話相談窓口）
ホームページ　http://kcch.kanagawa-pho.jp/i-rock/about/index.html
治療開始　2015 ～
施設詳細　機器製作会社：東芝
エネルギー：430MeV/u
治療室：4（水平×2、水平・垂直×2）
照射方法：スキャニング
延べ床面積：約7,000㎡

**粒子線がん相談クリニック**

住所　　　　東京都千代田紀尾井町4-1 ホテルニューオータニガーデンタワー 1F
電話窓口　　03-3239-0556
ホームページ　http://ryushisen.com

「粒子線がん相談クリニック」は、我が国初の重粒子線がん治療の「セカンドオピニオン外来」です。がんに対して幅広い知識を有した重粒子線治療施設の専門医が交代で相談に当たっており、重粒子線治療が適応と判断されれば、迅速に治療を受ることができます。

残念ながら重粒子線治療の適応とならなかった場合は、ご希望に応じて患者さんにとって最適と思われる治療法を案内しています。

すでに重粒子線治療を受けた患者さんの経過観察は保険診療で行なっており、患者さんの利便性を考えて取り組んでいます。

重粒子線治療を希望する海外の患者さんも積極的に受け入れています。

【著者紹介】

## 辻井博彦（つじい・ひろひこ）

現職：
国立研究開発法人量子科学技術研究開発機構・放射線医学総合研究所·客員研究員、神奈川県立がんセンター・重粒子線治療センター長、公益財団法人医用原子力技術研究振興財団・副理事長。

略歴：
1968年 北海道大学医学部卒業後、米国St Vincent Hospitalレジデント、北海道大学医学部放射線科講師、米国とスイスに留学・パイ中間子治療線、筑波大学臨床医学系教授・陽子線医学利用研究センター長。
1994年 放射線医学総合研究所・重粒子医科学センター病院長、同センター長、放医研理事を経て、現職。
高松宮妃癌研究基金学術賞、瑞宝中綬章。

## 鎌田 正（かまだ・ただし）

現職：
国立研究開発法人量子科学技術研究開発機構・放射線医学総合研究所臨床研究クラスター長、同病院長、千葉大学客員教授、北海道大学客員教授。

略歴：
1979年 北海道大学医学部医学科卒業後、同大医学部附属病院放射線科。
1994年 放射線医学総合研究所重粒子治療センター病院・治療診断部医長、同治療課長、重粒子線がん治療臨床試験プロジェクトリーダー。
2006年 放射線医学総合研究所・重粒子医科学センター病院治療課長、臨床治療高度化研究グループリーダー、放射線医学総合研究所・重粒子医科学センター長を経て、現職。

# ここまできた重粒子線がん治療

初版 1刷発行●2017年 5月15日

著 者
辻井博彦、鎌田 正

発行者
薗部 良徳

発行所
㈱産学社
〒101-0061 東京都千代田区三崎町2-20-7 水道橋西口会館
Tel.03（6272）9313 Fax.03（3515）3660
http://sangakusha.jp/

印刷所
㈱ティーケー出版印刷


ISBN978-4-7825-3464-9 C3047